中 等 职 业 教 育 规 划 教 材

职业健康与安全

李洪 主编

汪红泉 贺应根 李倩 申文缙 副主编

人民邮电出版社

北京

图书在版编目（CIP）数据

职业健康与安全：综合版 / 李洪主编. -- 北京：
人民邮电出版社，2012.9（2022.1重印）
中等职业教育规划教材
ISBN 978-7-115-25603-4

Ⅰ．①职… Ⅱ．①李… Ⅲ．①劳动卫生－中等专业学
校－教材②劳动安全－中等专业学校－教材 Ⅳ．①
R13②X92

中国版本图书馆CIP数据核字(2012)第195006号

内 容 提 要

本教材根据中职学生的专业特点，重点从劳动者个体的角度，普及职业健康与安全知识。全书分为 7
个模块共 44 课，主要内容包括：职业健康与安全相关法律法规、职业健康、职业安全、个体防护、急救与
避险、实训实习安全操作规程、校园健康与安全等。本书图文并茂、体例活泼，语言通俗易懂，每课以"案
例故事"引出知识点，穿插"知识探究"、"知识拓展"、"做一做"、"议一议"、"案例分析"、"国际瞭望"等
栏目，每课最后设有"测一测"，帮助学生巩固所学知识，提高实际应用能力。

本书适合作为中等职业学校"职业健康与安全"课程的教材，也可作为普通劳动者的上岗培训教材。

中等职业教育规划教材
职业健康与安全（综合版）

◆ 主　　编　李　洪

副主编　汪红泉　贺应根　李　倩　申文缙
责任编辑　王　平

◆ 人民邮电出版社出版发行　　北京市丰台区成寿寺路 11 号
邮编　100164　电子邮件　315@ptpress.com.cn
网址　http://www.ptpress.com.cn
大厂回族自治县聚鑫印刷有限责任公司印刷

◆ 开本：787×1092　1/16
印张：14.5　　　　　　　　2012 年 9 月第 1 版
字数：386 千字　　　　　　2022 年 1 月河北第 13 次印刷

ISBN 978-7-115-25603-4

定价：34.00 元

读者服务热线：(010) 81055256　印装质量热线：(010) 81055316
反盗版热线：(010) 81055315
广告经营许可证：京东市监广登字20170147号

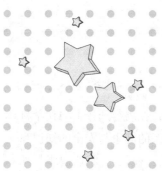

前言

Preface

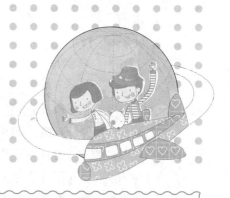

　　《国家中长期教育改革与发展规划纲要》对职业教育给予了高度重视。指出，发展职业教育是推动经济发展、促进就业、改善民生、解决"三农"问题的重要途径，是缓解劳动力供求矛盾的关键环节。又指出，职业教育要面向人人、面向社会，着力培养学生的职业道德、职业技能和就业创业能力。在职业技能教育中就包含着职业健康和安全教育。但是当前我国职业生涯中的健康与安全存在着极大的隐患。特别是在劳动密集型的职业中。因此，在职业教育中要特别重视职业健康与安全教育，这不仅是为了保护劳动者自身的权利和福利，也是我国经济可持续发展的重要保障。

　　更多的人越来越认识到，健康是人生全面发展的基础，也是家庭幸福、社会和谐与发展的基础。就职业人群而言，维护和促进健康，提高劳动者生命质量，首先要避免和减少由于职业卫生和职业安全问题对劳动者造成的健康损坏。透视职业伤害，我们不难发现，这其中既有社会高速发展导致的职业健康与安全管理体制和机制的滞后，更多的是劳动者本身对职业健康与安全知识的匮乏与漠视。在我们所研究过的一些案例中，许多伤害和危险都源于无知。生产中的职业危害因素如何防护，发生重大事故时如何逃生，现场如何抢救等，掌握这些知识与技能，既可以自救又可以救人，从而避免或减少许多无谓的伤害和死亡。

　　如何让劳动者避免或减少职业危害，有效地维护自身的职业健康与安全权利，不再因职业危害因素影响健康乃至生命，应该是劳动者、企业及全社会共同的责任。作为劳动者本人，最根本的是要对自己的工作性质和工作环境有个基本的认识，了解和掌握工作场所可能存在的职业病危害因素、自身的行为危害因素和需要遵守的行为规则，懂得如何利用法律维护自己的正当权益。

　　中等职业学校毕业生绝大多数将工作在生产第一线，目前很多企业职业健康与安全管理机制还不完善，他们在恶劣的工作和生活条件下，生产中的职业危害因素严重影响了身心健康和劳动权利，最终导致疾病、伤害和死亡，所造成的后果不仅仅是严重的经济损失，而且是劳动者家庭和社会都要直接或间接付出代价。对这部分即将进入职场的新生代产业工人，开展职业健康与安全教育，对学生本人、企业和社会无疑都具有重要的现实意义和战略意义。

　　本教材重点从劳动者个体的角度，普及职业健康与安全知识，在内容选择上弱化学科性、理论性，强调针对性、实用性，突出与劳动者个体有直接关系的健康与安全的知识和技能，同时注重职业健康与安全意识的培养。本书包括七个模块：模块一 职业健康与安全相关法律法规，介绍劳动者入职前、工作中和离职后应该知晓的法律知识，增强维权意识，提高维权能力；模块二 职业健康，介绍职业病危害的主要因素及其预防，以及人机工效学的基本方法和与工作有关的福利设施；模块三 职业安全，从工作过程的角度，选择几个重要的工作环节（如用电、机械作业、起重、运输等）讲述安全知识，还介绍了手工操作、梯子使用的安全知识，以及滑倒和绊倒、工作场所的"5S"、防火防爆等；模块四 个体防护，从肢体各器官的防护讲解其防护用品（设备）的应用；模块五 急救与避险，介绍简单实用的急救知识和避险、逃生方法。模块六 实训实习安全操作规程，介绍实训实习的一般安全操作规程以及制造类车间设备、化工类实验、电工电子实训实习、建筑类实训实习的安全操作规程。模块七 校园健康与安全，介绍中职生心理特征及解决主要心理问题的方法；食物中毒及传染病预防措施；防止和应对校园内突发治安事件；道路交通安全注意事项。

　　本教材图文并茂、体例活泼，语言通俗易懂，表现形式上克服死板、单调、沉闷的风格，尽量避免大段文字叙述，并配以新颖灵活的图片说明。为提高学生学习兴趣和教师教学效果，每个模块的"导读"从知识、能力、意识（态度）三方面明确本模块的学习目标，每个模块（课）用"案例故事"、"看一看"、"议一议"导出除本模块（课）内容，章节中穿插"知识探究"（增加知识深度）、"知识拓展"（从职业扩展到生活，扩大知识广度）、"做一做"（提高实践、动手能力）等板块，模块（课）后的"案例分析"注重本章节的知识应用，每课后的"测一测"和模块后的"学以致用"是对本课和本模块知识的巩固和实践能力的训练，"国际瞭望"板块介绍国际劳工组织、加拿大等对职业健康和安全方面的新标准。

　　本教材充分利用了"中国-加拿大合作农民工职业卫生与安全项目"的研究成果。教材编写中得到了项目办的大力支持，在项目办的协调下，项目出资机构——加拿大国际发展署 (CIDA)、项目加拿大方执行机构——国际培训基金会 (FIT)，项目加拿大方合作伙伴之一——BC省劳动安全署 (WorkSafe BC) 等加方机构都对本教材的编写与推广给予关注和帮助；同时项目中方政府执行机构——中国商务部和重庆市对外贸易经济委员会也对本教材编写提供支持。项目主任张弘先生、副主任雷平权女士、项目现场经理邓春黎女士对教材编写倾注了很多努力。项目加方专家 罗斯·帕莱特（Ross Pallett）、泰德·曼宁（Ted Manning）、凯文·科乐威（Kevin Kelloway）和中方专家汤强、陈厚安、易俊、刘寿堂，以及中国人民大学程延园教授都对本书的内容提出了许多宝贵意见，在此表示衷心的感谢。

本教材由教育部全国职教师资培训重点建设重庆师范大学基地李洪博士担任主编，负责全书的统稿，重庆师范大学基地贺应根编写模块一、四、五、六，重庆师范大学经济管理学院李倩编写模块二、三，重庆师范大学基地申文缙编写模块七。由于我们经验有限和时间仓促，本教材可能还存在这样和那样的不足，欢迎社会各界，特别是广大学习者提出宝贵意见和建议。

教材编写组
2012 年 6 月

目
Contents
录

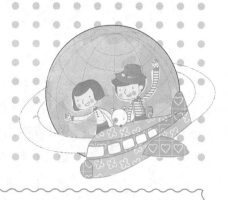

目录
Contents

模块一
职业健康与安全相关法律法规

导读

本模块学习目标：

- 掌握劳动者的权利与义务，法律对劳动过程中特定问题的规定，劳动关系纠纷的解决途径的相关知识。

- 能够描述劳动者的基本权利与义务，解读国家关于劳动者的加班、休息、休假、女工、未成年工等方面的法律和保护条款，描述劳动纠纷的认定标准和解决程序。

- 意识到应用法律手段保护自身的职业健康与安全，减少职业危害和工伤事故，成为一个懂法、守法、用法的新型劳动者。

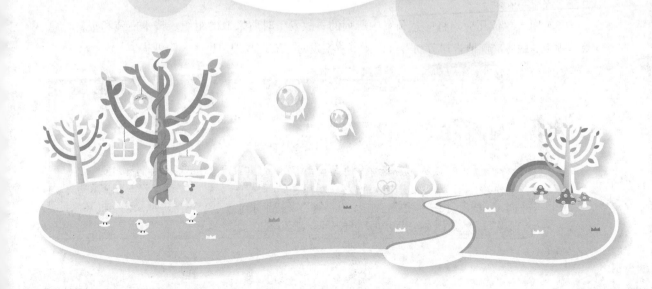

第一课 劳动者的权利与义务

案例故事

白纸黑字何以无效

黄小莉去一家皮鞋厂应聘。其他条件都还让她满意，遗憾的是皮鞋厂要求她在合同中加上"对生产过程中可能出现的伤害责任自负"的条款。她虽然不太情愿，但是找工作的压力实在太大，所以，在犹豫之后她与皮鞋厂签订了劳动合同。但是，半年后她身体出现不适，前往医院体检，被确诊患有苯中毒的职业病。她与厂方理论，皮鞋厂以"有合同在先"为由予以拒绝。黄小莉在律师的支持下走上了法庭，法院判决黄小莉所受损害应由厂方承担。

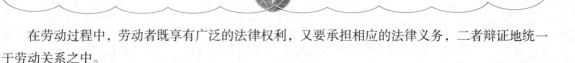

在劳动过程中，劳动者既享有广泛的法律权利，又要承担相应的法律义务，二者辩证地统一于劳动关系之中。

一、劳动者的权利

法律规定劳动者享有如下的权利。

1. 对危险因素和应急措施知情的权利

（1）在缔结劳动合同时，用人单位有义务将可能存在职业健康与安全隐患的环节在合同中书面载明，口头提及的无效，并且用人单位合同约定的免除自己相关责任的条款无效。

（2）《中华人民共和国安全生产法》（以下简称《安全生产法》）第28条、《中华人民共和国职业病防治法》（以下简称《职业病防治法》）第22条都明确规定，用人单位应当在有较大危险的场所、设施、设备以及工序上以醒目的位置设置警示标识和中文说明，以时刻提醒、告诫劳动者注意健康与安全。

（3）用人单位还应当将应急预案中所列的事故发生时所采取的组织、技术措施和报警、急救、逃生等内容准确地告知劳动者，以便事故突发时有效地救护、逃生，降低损失。

知识探究

应急预案

所谓应急预案，是指政府及企事业单位为了应对灾害、事故等紧急情况，预先做好的领导组织、分工负责、协调配合、新闻宣传、后勤保障等计划方案。在遇到紧急情况时，即按照预定方案进行实施，统一指挥，各部门协调分工，进行应对。用人单位制订切实可行的紧急预案是应对职业健康与安全事故的重要途径。

（4）劳动者有对变化中的工作场所的健康与安全的动态情况知悉的权利，用人单位不得隐瞒与欺骗。

2. 拒绝违章指挥、强令冒险作业的权利

在劳动过程中，如果遇到用人单位的违章指挥，被强令要求冒险作业，或者劳动者遇到了强令进行没有职业病防护措施的作业，法律明确赋予了劳动者拒绝权（见图1.1）。《中华人民共和国劳动法》（以下简称《劳动法》）第56条、《安全生产法》第46条都规定了劳动者享有这样的权利。违章指挥和强令冒险作业对劳动者的生命安全与身体健康构成严重威胁，是导致事故和人员伤亡的直接原因，所以法律做出这样的规定旨在保护劳动者，警示管理人员必须照章作业。

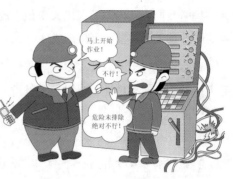

图 1.1　大胆地对违章指挥说"不"

知识探究

违章指挥与强令冒险作业

违章指挥、强令冒险作业是指用人单位的负责人、管理人员或者工程技术人员违反规章、制度和操作流程，或者明知有职业危险、致害因素存在而又没有采取相应的防护措施，在开始或继续作业会危及操作人员生命安全或健康的情况下，忽视操作人员的安危，不顾操作人员的要求，强迫、命令其进行生产作业的行为。

3. 紧急状态下停止作业或撤离权（紧急避险权）

在生产过程中，会出现一些危及劳动者人身安全的危险情况，比如建筑施工中出现坍塌、坠落等情况，危险化学品生产中可能出现的毒气外溢、爆炸等情况，煤矿生产过程中出现透水、冒顶等情况，如果作业人员仍然滞留在工作岗位，就会造成重大的伤亡事故。

在危急情况下停止作业并从作业场所撤离出来，是法律为了最大限度地保护劳动者的人身安全而赋予劳动者的一项权利。用人单位必须遵守法定义务，不得因为劳动者撤离危险劳动场所导致损失而追究劳动者的责任。

知识探究

紧急避险权的例外

紧急情况下的撤离权是法律赋予劳动者的一项重要权利，旨在保护劳动者的生命安全与健康。但是该项权利不适用于特殊职业的从业人员，比如消防队员、救生员、飞行人员、船舶驾驶人员、车辆驾驶人员等。根据有关法律、国际公约和职业惯例，在发生危及人身安全的紧急情况下，他们不能或不能先行撤离从业场所或者工作岗位。

4. 批评、检举、控告的权利

针对用人单位存在的可能导致安全与卫生事故的隐患，劳动者有权向单位或相关部门提出批评、检举或控告，以此敦促用人单位整改隐患，保障劳动者的职业健康与安全。用人单位不得因此而降低其工资、福利等待遇或者解除与其订立的劳动合同。

用人单位应当对劳动者所提出的批评与建议进行区别对待：如果批评与建议是合理的，就应当予以采纳；如果批评与建议是不合理的，则应当给予解释；暂时不能解决问题的，则应当给予充分的说明。上级部门接到举报时，应当查清事实，采取适当的处理措施。

5. 民主管理、民主监督的权利

职业健康与安全和每一个劳动者的切身利益紧密相关。《安全生产法》第 7 条和《职业病防治法》第 36 条都规定，工人（或工会）有权参与本单位安全生产和职业卫生的民主管理，以维护职工在安全生产与职业健康方面的合法权益。

劳动者身处劳动一线，最清楚事故的隐患所在、危险因素有哪些，所以劳动者对安全生产工作和职业病防治有发言权。同时，他们在长期劳动中也积累出了一些应对危险的智慧与技能，能够提出合理、可行的建议。所以，劳动者的建议与要求应当充分重视。通过劳动者的参与、建议和监督，能够使管理者的决策更加科学合理。

6. 要求民事赔偿的权利

《安全生产法》规定，劳动者因生产安全事故而受到伤害的，除了享受工伤保险以外，还有向用人单位提出民事赔偿的权利。在工伤保险不足以补偿劳动者所受到的人身伤害及财产损失的时候，劳动者及其家属有权要求用人单位给予民事赔偿。

二、劳动者的义务

法律规定，劳动者应承担如下的义务。

1. 遵守规章、服从管理的义务

用人单位的规章制度与劳动纪律是确保职业安全和卫生的有效屏障，劳动者有遵守这些规章的法律义务。如果有不服从管理，违反安全生产规章制度和操作规程的，则由生产经营单位给予批评教育，依照有关规章制度给予处分；造成重大事故、构成犯罪的，依照刑法有关规定追究刑事责任。

2. 正确佩戴和使用劳动防护用品的义务

提供符合要求的劳动防护用品是用人单位的法定义务，而正确地佩戴和使用这些劳动防护用品则是劳动者的法定义务（见图 1.2）。现实中，一些职业伤害产生的重要原因就是劳动者缺乏足够的职业健康安全卫生意识，不按照规定的要求正确使用防护用品，如高处作业的建筑工人不使用安全带和安全网致使高空坠落受伤，从事化工的劳动者不穿防护服致使受到化学物品的毒害等。

3. 掌握安全知识、提高安全技能的义务

劳动者有义务熟悉生产工艺过程，了解各种设备、设施的性能，掌握作业的危险区域以及致害环节，具备对有毒有害物质安全防护的基础知识、生产环境危险因素的识别判断能力和排除设备故障的技能与方法，具备一定的现场紧急救护能力和紧急情况应对能力。

掌握特定的安全知识与技能（见图 1.3），是劳动者保护自己与他人、远离职业伤害的可靠保障，也是劳动者基本素质的体现，更是劳动者必须遵守的法定义务。

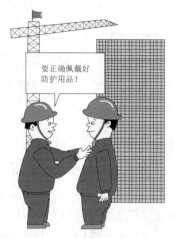
图 1.2　要正确佩戴好防护用品

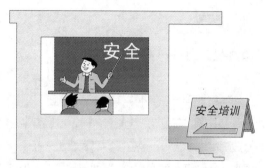
图 1.3　掌握安全知识

4. 及时报告事故隐患与职业危害的义务

劳动者身处劳动第一线，他们是职业病致病因素与安全隐患的第一当事人。如果他们能够及时发现可能危及安全与健康的隐患与危险因素，并及时上报，就能够防微杜渐，为应急处理赢得时机。事实上，许多重特大事故的发生往往就与发现与报告不及时有关。所以，法律规定劳动者一旦发现不安全因素，就负有及时、准确报告的义务。图 1.4 中列出了从业人员的义务。

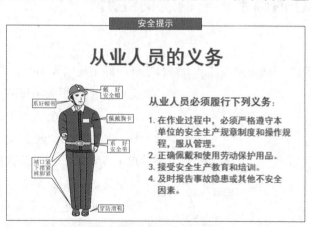
图 1.4　安全提示——从业人员的义务

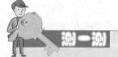

小刘是电焊工，某天被派到作业现场进行焊接工作。到现场后，小刘发现电焊现场堆放有很多易燃材料，易引发火灾。请讨论：

（1）对发现的安全隐患，小刘应采取什么措施？

（2）如果现场经理要求小刘继续电焊作业，那么小刘应采取什么措施？

第二课 劳动过程中特定问题的法律规定

劳动法规为保护劳动者的职业健康与安全，对工作时间与休假制度、特定主体的保护等专门做出了规定。这些规定是确保劳动者职业健康与安全的重要屏障，也是劳动者维权的重要法律依据。

案例故事

加班加点导致"过劳死"

李某于 6 月与王某和赵某一起到某工厂工作。同年 11 月某日，李某干完活后睡觉休息。次日早上 6 时，在王某叫李某起床时，发现李某已经死亡。

法院审理后认为，被告工厂老板让工人在工作条件差、劳动强度大的环境下劳动，且劳动时间太长，致使李某因劳累过度而患病死亡，被告依法承担民事责任，判决被告赔偿原告（死者亲属）误工费、死者丧葬费等共计 4.5 万元。

加班加点泛滥的极端表现为劳动者的"过劳死"，而"过劳死"现象在我国已不再罕见。

一、关于工作时间及休假制度的规定

1. 工作时间

我国现行《劳动法》明确规定：劳动者每日工作时间不超过 8 小时，平均每周工作时间不超过 40 小时；用人单位应当保证劳动者每周至少休息一日；企业因生产特点不能实行劳动法上述规定的，经劳动行政部门批准，可以实行其他工作和休息方法；用人单位由于生产经营需要，经与工会和劳动者协商后可以延长工作时间，一般每日不得超过 1 小时；因

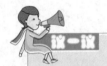

说一说

在什么情况下，你愿意加班？

特殊原因需要延长工作时间的，在保障劳动者身体健康的条件下延长工作时间每日不得超过 3 小时，但是每月累计不得超过 36 小时。

延长工作时间，又称加班加点。《劳动法》规对加班加点工资的计算做出了明确的规定：

（1）安排劳动者延长工作时间的，给付不低于工资的 150% 的工资报酬；

（2）休息日安排加班但又不能补休的，给付不低于工资的 200% 的工资报酬；

（3）法定节假日安排劳动者加班的，应给付劳动者不低于 300% 的工资报酬。

法定节假日加班不可以安排劳动者补休，因为该节日具有特定的意义，无法通过补休来实现劳动者在该日休息的权利，只能以加班费的形式给予弥补。

加班费的计算

小张的基本工资为 1500 元，由于订单量大，工期紧，企业安排他国庆 7 天都工作，节后也不补休。请计算小张的加班费应为多少？

注意：

（1）国家规定的职工全年月平均工作天数和工作时间分别为 20.83 天和 166.64 小时，职工的日工资和小时工资应按此进行折算。

（2）我国国庆节的 7 天长假中，10 月 1、2、3 日是法定节假日，而其他几天则是前后两周的周末调整后形成的。所以同样是加班，但 10 月 4、5、6、7 日 4 天的加班在法律上的性质是不同的。

2. 休息和休假

（1）工作间歇休息：在一个工作日内，劳动者享有工间休息和用膳时间。

（2）日休息：劳动者在每昼夜（24 小时）内，除工作时间外，由自己支配的时间。

（3）周休息：又称公休假日，是指劳动者在一周内享有的连续休息时间在 1 天以上的休息时间。《劳动法》第 36 条规定："用人单位应当保证劳动者每周至少休息一日。"企业因生产特点不能实行时，经劳动行政部门批准，可以实行其他工作和休息办法。

（4）法定节假日：根据国家、民族的传统习俗而有法律规定的节日实行的休假。

（5）年休假：劳动者每年享有保留职务和工资的一定期限连续休息的假期，休假时间根据工龄或工作年限长短而定。

知识拓展

我国法定放假的节日、纪念日

- 全体公民放假的节日：

（1）新年，放假 1 天（1 月 1 日）；

（2）春节，放假 3 天（农历除夕、正月初一、初二）；

（3）清明节，放假 1 天（农历清明当日）；

（4）劳动节，放假 1 天（5 月 1 日）；

（5）端午节，放假 1 天（农历五月初五当日）；

（6）中秋节，放假 1 天（农历八月十五当日）；

（7）国庆节，放假 3 天（10 月 1、2、3 日）。

- 部分公民放假的节日及纪念日：

（1）妇女节（3 月 8 日），妇女放假半天；

（2）青年节（5 月 4 日），14 周岁以上的青年放假半天；

（3）儿童节（6 月 1 日），不满 14 周岁的少年儿童放假 1 天；

（4）人民解放军建军纪念日（8 月 1 日），现役军人放假半天。

3. 侵犯劳动者休息休假权利的主要形式

（1）对法律明令禁止加班的特定主体如怀孕的女工或者在哺乳期的女工安排加班。

（2）未与工会或者劳动者协商，用人单位单方面安排加班。

（3）变相延长工作时间。用人单位通过提高劳动定额等方式，使劳动者在正常工作时间内无法完成定额，而不得不延长工作时间、侵害劳动者休息的行为。

（4）超过法定的最高延长时间的规定。

（5）不按规定安排劳动者休息休假。

4. 侵犯劳动者休息休假权利的法律责任

承担这种责任的形式有多种，既有一般的民事责任，又有行政责任，情节严重的还可能导致刑事责任。其中民事责任主要包括：支付劳动者加班的费用；赔偿劳动者因此而导致的损失；停止类似的侵权行为。而《劳动保障监察条例》则对侵犯劳动者休息休假权利的行为规定了相应的行政处罚措施。

二、对女工的特别保护

案例故事

我的权利我做主

周某是贵阳某大型商场的营业员、针织组的组长。年届三十的她即将"升级"当妈妈了。但是，因为单位业务繁忙，商场生意火暴，为迎接岁末打折活动，商场经理要求所有员工一律加班。她一直无法按照单位原来规定的作息时间休假，每天挺着怀孕7个多月的身子在商场里站近10个钟头。

周某对此提出了异议。她认为她已经有身孕7个月以上了，商场既不应当延长她的工作时间，更不应当安排她加班。经理一再要求她服从单位的"劳动纪律"。周某辩解说，劳动纪律也不应当有超越法律的规定，女工的权益是受到法律特殊保护的。她索性到书店买了一本《中华人民共和国劳动法》，翻到第61条关于"对怀孕7个月以上的女职工，不得安排其延长工作时间和夜班劳动"的规定给经理看。经理最后只有红着脸答应了。

女工的身体结构和生理特点决定其应受到特殊劳动保护。女工的体力一般比男工差，特别是女工在"五期"（经期、孕期、产期、哺乳期、绝经期）有特殊的生理变化，所以女工对工业生产过程中的有毒有害因素一般比男工敏感性强。另外，高噪声环境、剧烈振动、放射性物质等都能对女性生殖机能和身体产生有害影响。因此，要做好和加强对女工的特殊劳动保护工作，避免和减少劳动过程给女工带来的危害。

女工是一个特殊的劳动群体，因其生理结构的特殊性与社会角色的特殊性，相关法律对女工的职业健康与安全做出了非常明确、细致的规定。

（1）禁止安排女工从事矿山井下、国家规定的第四级体力劳动强度的劳动和其他禁忌从事的劳动。

（2）不得安排女工在经期从事高处、低温、冷水作业和国家规定的第三级体力劳动强度的劳动。

（3）不得安排女工在怀孕期间从事国家规定的第三级体力劳动强度的劳动和孕期禁忌从事的劳动。对怀孕7个月以上的女工，不得安排其延长工作时间和夜间劳动。

（4）女工生育享受不少于90天的产假。

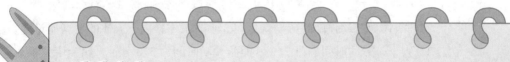

知识探究

女工的孕期保护

（1）怀孕7个月以上的女工，每天给予一小时工间休息并计算为劳动时间。

（2）怀孕女工在劳动时间内作产前检查，检查时间视为劳动时间。

（3）怀孕7个月以上的女工，经本人申请、单位批准，可请假休息，休息期间的工资应为本人工资的75%左右。休息期间，不影响其福利待遇和参加晋级、评奖。

（5）不得安排女工在哺乳未满1周岁的婴儿期间从事国家规定的第三级体力劳动强度的劳动和哺乳期禁忌从事的其他劳动，不得安排其延长工作时间和夜班劳动。

知识探究

职业禁忌

职业禁忌症是指不宜从事某种职业的疾病或某种生理缺陷。在该状态下接触某些职业性危害因素时可导致下列情况。

（1）使原有疾病病情加重。

（2）诱发潜在疾病。

（3）影响后代健康。

（4）对某种职业危害因素易感，较易发生该种职业病者。

三、对未成年工的特别保护

未成年工（已满16周岁，未满18周岁）因身体尚未发育成熟，也缺乏生产知识和生产技能，过重及过度紧张的劳动、不良的工作环境、不适的劳动工种或劳动岗位，都会对他们产生不利影响，需要进行严格的劳动保护。

相关法律法规对未成年工的劳动保护做了特殊的规定。

（1）不得安排未成年工从事矿山井下、有毒有害、国家规定的第四级体力劳动强度的劳动。

（2）不得安排未成年工从事爆破、森林伐木、归楞及流放作业；凡在坠落高度基准面5米以上（含5米）有可能坠落的高度进行的作业；作业场所放射性物质超过《放射防护规定》中规定

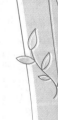

剂量的作业。

知识探究

第四级体力劳动强度的劳动

第四级体力劳动强度的劳动就是在 8 小时工作日内，人体的平均能量耗费为 2700 大卡，劳动时间率为 77%，即净劳动时间为 370 分钟，相当于"很重"强度劳动。例如，煤厂的煤仓装煤工等。

（3）对未成年工的劳动时间应加以限制，不得安排其加班、加点和夜间工作。

（4）用人单位在招用未成年工时，要对其进行体格检查，合格者方可录用，录用后还要定期进行体格检查，一般一年进行一次。

当然，未满 16 周岁的少年儿童，参加家庭劳动、学校组织的勤工俭学和省、自治区、直辖市人民政府允许从事的无损于身心健康的、力所能及的辅助性劳动，不属于未成年工范畴。法律为惩罚非法使用未成年工的行为设置了法律责任，根据责任主体行为的性质及程度，分别追究民事、行政及刑事责任。

测一测

（1）五一国际劳动节假期正是公司经营的黄金季节，公司安排全体员工假期加班，节后也不补休。吴丽刚上班不久，基本工资每月 1200 元，那么请计算她的加班工资应为多少？

（2）法律规定未成年工不得从事哪些工作？

第三课　职业健康与安全的法律纠纷

案例故事

小吴的遭遇

2009 年，小吴经人介绍进了一家金属制品公司，在酸洗车间做辅助工，当天就签订了一份劳动合同。不料，上班 3 个多月小吴先后 3 次受伤。第一次是右手被机器割伤，就医休息了 14 天；之后，他被安排从事分剪工作，上班时，机器上飞出的铁屑刺伤了他的鼻子，至今留有伤疤；3 天后，小吴吃过午饭，上班才十来分钟又出事了。分剪机的齿轮咬住了右手手套，把他的手卷了进去。当即 4 个手指掉在地上，大拇指也受了伤。同事捡起他的手指，把他送进了医院。

在医院躺了3个月，他找到公司一名负责人，与其谈工伤赔偿问题，对方说伤一个手指补偿1 000元。小吴对此接受不了，去劳动行政部门申请工伤认定。可他拿不出任何证据，证明自己是该公司的职工。小吴说，他在办出院手续时，公司有关人员收了他的病历卡、医药费结算单等资料，平时上班又没有上岗证、工资单，签订的劳动合同都在老板手里。目前，他唯一的证据就是3名同事的证言，他们都是一个车间的职工。还有一个"间接证据"，就是金属制品公司通过当地镇司法所付给他的1 000元的生活费。

在劳动关系存续期间，劳动者与用人单位之间可能发生劳动纠纷，可能会涉及职业病、工伤的认定、赔偿和治疗等问题，劳动者应该了解相应的法律规定（见图3.1），善于用法律手段保护自己的合法权益。

一、劳动关系纠纷的解决途径

在劳动关系存续过程中，劳动者与用人单位间可能会发生这样或那样的劳动纠纷。劳动者可以通过协商、调解、仲裁、诉讼的途径寻求问题的解决。其中，协商与调解是双方通过友好沟通、相互谅解的方式来解决问题的有效途径。劳动仲裁已经成为解决劳动纠纷的最重要的手段之一。

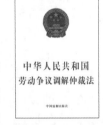

图3.1　我国相关法律

1. 劳动仲裁

劳动仲裁是指劳动争议仲裁委员会根据当事人的申请，依法对劳动争议在事实上做出判断、在权利义务上做出裁决的一种法律制度。劳动争议仲裁委员会是设置在一定行政区的、由劳动行政部门代表、同级工会代表和用人单位三方组成的联合机构。

劳动争议仲裁的目的是促进社会稳定和劳动关系的和谐发展，保护企业经营者和职工双方的合法权益。劳动争议仲裁依循以下原则，即：着重调解、及时受理、查清事实、依法处理、当事人在适用法律上一律平等。

2. 劳动诉讼

劳动诉讼是指人民法院依法对劳动争议案件进行审理判决的专门司法活动，具体包括劳动争议案件的起诉、受理、调查取证、审理和执行等一系列诉讼程序。当前我国劳动争议诉讼适用《民事诉讼法》规定的程序。但是劳动诉讼在诉讼标的、案件当事人、举证责任等方面又与普通民事诉讼有着明显的不同。

二、职业病的认定及救治

1. 关于职业病的检查及鉴定

职业病的产生与劳动者的特定从业经历间有着法律上的因果关系，所以法律要求用人单位承担劳动者职业病鉴定过程中因为现场调查、检测以及健康检查而产生的各种费用。用人单位不得以任何方式将其转嫁到劳动者身上，收取劳动者的相关费用应予以退还。

在证明职业病方面，法律将一定的证明责任转移到了用人单位。如果用人单位举证不力，就应当承担违反职业病防治相关法律规定的后果。

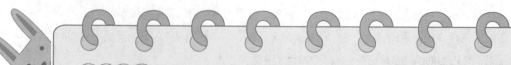

知识探究

职业病鉴定的法条规定

- 《职业病防治法》规定

  没有证据否定职业危害因素与病人临床表现之间的必然联系的，在排除其他致病因素后，应当诊断为职业病。

- 《职业病诊断与鉴定管理办法》规定

  没有证据否定劳动者的职业危害接触史、接触剂量、职业病危害因素与病人临床表现之间的必然联系的，且没有证据证明非职业因素与病人健康损害的必然关系的，应当诊断为职业病。

2. 职业病的治疗

劳动者不幸罹患职业病后就要接受治疗、康复和定期检查，用人单位不仅要按照国家有关工伤保险的规定支付相关的费用，还应当妥善解决职业病劳动者的工作岗位问题与津贴待遇问题，将国家规定的职业病待遇落到实处。劳动者在劳动中患上职业病会给劳动者的生活带来巨大的影响，给劳动者的身心带来巨大的伤害。作为受害者，他除了享受法定的工伤保险外，还有权利从民事侵权的角度向用人单位索赔。

想一想

怀疑自己得了职业病该怎么办

（1）可先向所在地卫生行政管理部门咨询，也可对照《职业病危害因素分类目录》，看是否属于国家规定的职业病。

（2）如属目录中所列职业伤害造成的，应及时到当地卫生行政部门批准的职业病诊断机构进行职业病诊断。对诊断结论有异议的，可以在30日内到市级卫生行政部门申请职业病诊断鉴定。鉴定后仍有异议的，可以在15日内到省级卫生行政部门申请再鉴定。职业病诊断和鉴定按照《职业病诊断与鉴定管理办法》执行。

（3）诊断为职业病的，应到当地劳动保障部门申请伤残等级鉴定。伤残等级分十级，依照《职工工伤与职业病致残程度鉴定标准》进行鉴定。

（4）与所在单位联系，依照《工伤保险条例》等法律申请职业病治疗、康复以及赔偿等待遇。

三、工伤的认定标准和程序

1. 工伤的认定标准

按照《工伤保险条例》的规定，可以认定为工伤的情况如下。

议一议

哪些情况下的伤害可以认定为工伤？

（1）在工作时间和工作场所内，因工作原因受到事故伤害的。

（2）工作时间前后在工作场所内，从事与工作有关的预备性或者收尾性工作受到事故伤害的。

（3）在工作时间和工作场所内，因履行工作职责受到暴力等意外伤害的。

（4）患职业病的。

（5）因工外出期间，由于工作原因受到伤害或者发生事故下落不明的。

（6）在上下班途中，受到非本人主要责任的交通事故或者城市轨道交通、客运轮渡、火车事故伤害的。

（7）法律、行政法规规定应当认定为工伤的其他情形。

当然，在特殊情况下，即使不符合上述关于工伤的规定，但确实伤害与工作有一定的联系的，法律也明确规定以下伤害可以视同为工伤。

（1）在工作时间和工作岗位，突发疾病死亡或者在48小时之内经抢救无效死亡的。

（2）在抢险救灾等维护国家利益、公共利益活动中受到伤害的。

（3）职工原在军队服役，因战、因公负伤致残，已取得革命伤残军人证，到用人单位后旧伤复发的。

法律一方面明确规定了哪些可以认定为工伤；另一方面罗列出了不能认定为工伤或视同为工伤的情况，比如说，故意犯罪的、醉酒或吸毒的、自残或者自杀的就不得认定为工伤，从而使工伤的认定有了客观的标准与依据。

2. 申请工伤认定的程序

申请工伤认定，应按照以下程序进行。

（1）进行工伤认定。用人单位应当自事故伤害发生之日或者被诊断、鉴定为职业病之日起30日内，向统筹地区劳动保障行政部门提出工伤认定申请；用人单位未提出工伤认定申请的，工伤职工及其直系亲属、工会组织可以于1年内提出申请。

（2）对工伤认定不服的，可以提起行政复议或行政诉讼。

（3）伤情相对稳定后，如果存在残疾、影响劳动能力的，则可以向设区的市级劳动能力鉴定委员会申请劳动能力鉴定，鉴定内容包括劳动功能障碍和生活自理障碍。

（4）申请鉴定的单位或者个人对设区的市级劳动能力鉴定委员会做出的鉴定结论不服的，可以在收到该鉴定结论之日起15日内向省、自治区、直辖市劳动能力鉴定委员会提出再次鉴定申请。省、自治区、直辖市劳动能力鉴定委员会做出的劳动能力鉴定结论为最终结论。

（5）根据伤残鉴定的等级，按照法律的规定进行赔付。

（6）鉴定结论做出1年内，情况发生变化的，可申请劳动能力复查鉴定，并根据新的鉴定结论进行赔付。

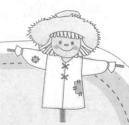

案例分析

- 案情

赵某是广州某外贸集团外联部的员工，是闻名集团公司的"酒神"。近来为了拓展业务，集团公司派赵某外出。赵某果然不负众望，经常在酒桌上展示"实力"，为公司赢得了签约机会。但是，在一次签约酒会上赵某酩酊大醉、人事不省。后被医生诊断为酒精中毒，并被宣布为植物人。其妻要求单位认定赵某为工伤并承担一切费用，但单位拒绝了。

- 问题

单位拒绝将赵某认定为工伤，符合法律的规定吗？

- 分析

单位拒绝将赵某认定为工伤，符合法律的规定。

《工伤保险条例》明确规定醉酒导致伤亡的不能视为工伤。赵某喝酒虽与工作相关，但因为违反了法律的强制规定而不能被认定为工伤。

3. 申请工伤认定所要提交的材料

申请工伤认定，应当提交下列材料。

（1）工伤认定申请表。

（2）能够证明与用人单位存在劳动关系的相关材料（包括书面劳动合同、集体合同、经济合同中有关劳动关系的约定、劳资人事部门的用人证明材料、工资发放表、证人证言等），如图3.2所示。

（3）工伤发生后，首次治疗工伤的病历，住院治疗的还需提供出院小结；患职业病的职工应提供由省级卫生行政部门所确定的具有职业病诊断资格的机构出具的职业病诊断书。

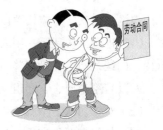

图3.2 提供能够证明与用人单位存在劳动关系的相关材料

（4）其他相关证明材料。

4. 工伤的赔偿标准

《工伤保险条例》还对因工致伤的赔偿做出了细致的规定，包括因工伤住院期间费用的报销、停工留薪期间的待遇、配置辅助器具以及伤残等级分别为1～4级、5～6级、7～10级者的工伤待遇以及工伤复发情况等做了明确的规定。同时，还特别规定了因工致亡的补助金与抚恤金标准。

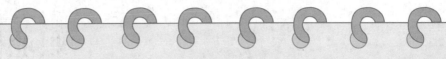

知识探究

劳动者因工死亡的赔付标准

职工因工死亡，其近亲属按照下列规定从工伤保险基金领取丧葬补助金、供养亲属抚恤金和一次性工亡补助金。

（1）丧葬补助金为6个月的统筹地区上年度职工月平均工资。

（2）供养亲属抚恤金按照职工本人工资的一定比例发给由因工死亡职工生前提供主要生活来源、无劳动能力的亲属。标准为：配偶每月40%，其他亲属每人每月30%，孤寡老人或者孤儿每人每月在上述标准的基础上增加10%。核定的各供养亲属的抚恤金之和不应高于因工死亡职工生前的工资。供养亲属的具体范围由国务院劳动保障行政部门规定。

（3）一次性工亡补助金标准为上一年度全国城镇居民人均可支配收入的20倍。

测一测

（1）如果怀疑自己得了职业病，应该怎么办理职业病诊断、鉴定、治疗和争取赔偿？

（2）小王在上班途中受到非本人主要责任的车祸受伤，丧失劳动能力。他向律师咨询了以下问题，请代为回答：

①小王在上班途中遭遇车祸，可以认定为工伤吗？

②如果可以认定为工伤，小王要申请工伤认定，则应按什么样的程序办理？

③小王要申请工伤认定，需要提供哪些材料？

学以致用 ▷▷▷

某玩具公司接到一笔订单，因交货时间紧迫，公司决定全体职工加班加点赶进度，平均每天延长工作时间3个多小时，周六也不休息，公司这一决定未事先征求工会和职工的意见。职工李某等5人坚持了半个多月后，因无法忍受繁重的工作任务而与厂方交涉，但被领导驳回。李某等商量后向劳动部门举报，该公司对李某等人的做法非常气愤，以违反公司的规章制度为由辞退了李某等5人，并扣留了当月的工资用以"赔偿损失"。

根据上述案例资料，以小组为单位，分别上网查找相关资料然后进行小组讨论，找出如下问题的答案：

玩具公司的行为存在哪些违法之处？员工应该如何应对？

导读

本模块学习目标：

- 能掌握职业健康、职业危害因素分类，职业病等知识，了解粉尘、职业中毒、噪声、高温、电磁辐射、工作压力、空气污染、人机工效学等方面的危害要素及其预防知识。
- 能描述职业危害因素的3种类型，并能结合所学专业分析存在的职业危害因素，以及分析所学专业岗位中存在的可致职业病的危害因素；能结合所学专业解读涉及粉尘、职业中毒、噪声、高温、电磁辐射、工作压力、空气污染、人机工效学等方面危害的致病原因及个人预防措施。
- 能形成主动观察、识别所从事职业的危害因素的意识。

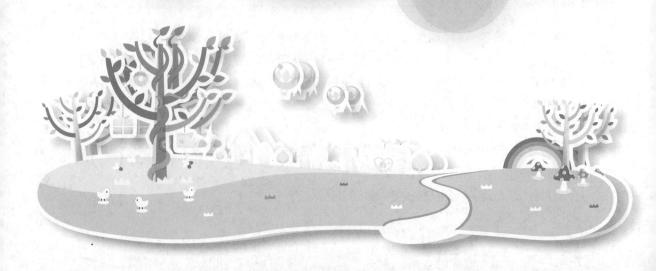

第四课　职业健康概述

案例故事

小文的遭遇

　　20 岁的小文，已经在职业病防治医院住院一年了。去年，小文因为苯中毒导致再生障碍性贫血而被送到医院接受治疗。

　　小文说，她在某电子厂做事，每天的工作是用天那水清洗电子产品的外壳污染。刚进车间时，她觉得气味很重，后来时间长了也就习惯了。干了 11 个月后，她感觉身体越来越差，最初是头晕，脚上出血点、淤斑，后来脸上一点血色也没有，最终晕倒在车间。当地医院查出她是苯中毒后，将她转到省职业病防治医院。她的医疗费虽然由厂里负责，但每次缴费总要催上好几次才行。上次病危，她家人催了一个多月，工厂仍不来交费，最后弄得差点打起官司来。

　　小文忧心忡忡地说，以前车间里经常有人上班晕倒，但仍坚持做几个月，后来就辞工走了，不知她们是否也是苯中毒。进厂时，她们的老板从未采取防范中毒的措施，她们根本不知道职业病这回事，干活时不带手套，装天那水的瓶子上只有名称、数量，没有任何警告中毒的标示。

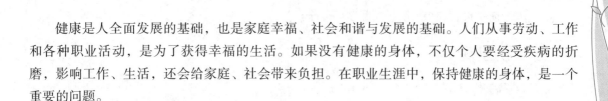

　　健康是人全面发展的基础，也是家庭幸福、社会和谐与发展的基础。人们从事劳动、工作和各种职业活动，是为了获得幸福的生活。如果没有健康的身体，不仅个人要经受疾病的折磨，影响工作、生活，还会给家庭、社会带来负担。在职业生涯中，保持健康的身体，是一个重要的问题。

一、职业健康

　　职工工作中的许多因素。例如，不正确的工作方法，工作环境中的危险、有害因素，有毒的物质或危险的设备等，都可能对人体产生不良的影响。

　　职业健康的定义有很多种，而最具权威的职业健康的定义是 1950 年由国际劳工组织（ILO）和世界卫生组织（WHO）的联合职业健康委员会给出的定义：职业健康应以促进并维持各行业职工的生理、心理及社交处在最好状态为目的；防止职工的健康受工作环境影响；保护职工不受健康危害因素伤害；将职工安排在适合他们的生理和心理的工作环境中。

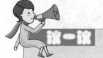

议一议

对你将来的工作岗位，你最担心的职业危害因素是什么？

二、职业危害因素

　　工作场所中存在及在作业过程中产生的各种有害的化学、物理、生物等对人体产生健康损害的因素称之为职业危害因素。职业危害因素按其来源可以分为 3 类：生产工艺过程中产生的有害因素、劳动组织过程中的有害因素、生产环境中的有害因素。

1. 生产工艺过程中产生的有害因素

（1）化学因素：有毒物质，如铅、苯、汞、有机磷农药等；生产性粉尘，如煤尘、有机粉尘等。

（2）物理因素：异常气象条件，如高温、高湿等；噪声、振动、紫外线、X 射线等。

（3）生物因素：如附着在皮肤上的炭疽杆菌、布氏杆菌、森林脑炎病毒等。

2. 劳动组织过程中的有害因素

（1）劳动组织和劳动休息制度不合理，如劳动时间过长、轮班制度不合理等。

（2）劳动中精神（心理）过度紧张。

（3）劳动强度过大或劳动安排不当，如安排的作业与劳动者的生理状况不相适应、超负荷加班加点等。

（4）机体过度疲劳、光线不足引起的视力疲劳等。

（5）长时间处于某种不良体位或使用不合理的工具等。

3. 生产环境中的有害因素

（1）生产场所设计不符合卫生标准或要求，如厂房布局不合理、有毒和无毒工序安排在一起等。

（2）缺乏必要的卫生技术设施，如没有通风换气、防尘、防毒、防噪声等设备。

（3）安全防护设备和个人防护用品装备不全。

三、职业病

1. 职业病的概念

职业病是指劳动者在工作或者其他职业活动中，因接触粉尘、放射线和有毒、有害物质等职业危害因素而引起的疾病。

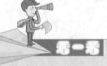

缺乏职业健康保护，如图 4.1 所示在流水线上进行集成电路锡焊的工人，容易吸入有害气体导致职业病。

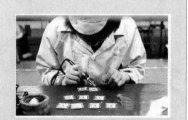

图 4.1　流水线上进行集成电路锡焊的工人

2. 职业病的构成要素

构成职业病的要素有以下 3 个。

（1）患病主体必须是用人单位或个体经济组织的劳动者。

（2）必须是在从事职业活动过程中产生的。

（3）必须是因接触粉尘、放射性物质和其他有毒有害物质等职业危害因素而引起的。

3. 职业病的特点

职业病有如下 5 个特点。

（1）病因明确，可以预防。其病因就是职业性有害因素。如果职业性有害因素得到消除或控制，就可防止或减少职业病的发生。

（2）所接触的病因大多数是化学因素或物理因素，通常接触量是可以检测的，而且接触量超过一定限度才能使人得病。

（3）在接触同样职业性有害因素的人群中，常常有一定量的人数发病，很少只出现个别病人。

（4）早期发现，合理治疗，较易恢复。发现越晚，疗效越差，而且不少职业病目前还没有特效治疗方法。

（5）治疗个体无助于控制人群发病。

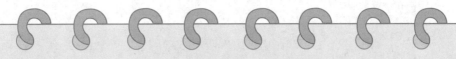

知识探究

职业病的三级预防

（1）第一级预防，又称为病因预防，是从根本上杜绝危害因素对人的作用。

① 改进生产工艺和生产设备，合理应用防护设施及个人防护用品，以减少工人接触的机会和程度。

② 对人群中处于高危的个体，可依据职业禁忌症进行检查。凡有该职业禁忌症者，不得参加该工作。

（2）第二级预防，又称为发病预防，是早期检测人体受到职业危害因素所致的疾病。

① 定期进行环境中职业危害因素的监测和对接触者的定期体格检查，以早期发现病损而予以及时预防。

② 复工前的检查。

③ 退休前的检查。

（3）第三级预防，病后合理康复处理。

① 对已受损害的接触者应调离原有工作岗位，并予以合理的治疗。

② 根据接触者受到损害的原因，推动生产环境和劳动条件的改革。

③ 促进患者康复，预防并发症。

4. 法定职业病

所谓法定职业病，是指由国家确认并经法定程序公布的职业病。我国卫生部于 2002 年颁发的我国卫生部、劳动和社会保障部文件"关于印发《职业病目录》的通知"（卫法监发【2002】108 号）中规定，职业病共分 10 类 115 种。

同时，还规定了这类疾病需由国家认定的有职业病诊断权的医疗卫生机构进行诊断。被确诊为职业病的患者，可依据国家社会保险法规的规定，享有相应的劳保待遇。

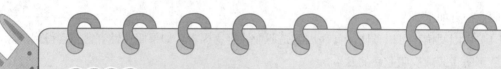

知识探究

法定职业病 10 类共 115 种

（1）尘肺 13 种。

（2）职业性放射性疾病 11 种。

（3）职业中毒 56 种。

（4）物理因素所致职业病 5 种。

（5）生物因素所致职业病 3 种。

（6）职业性皮肤病 8 种。

（7）职业性眼病 3 种。

（8）职业性耳鼻喉口腔疾病 3 种。

（9）职业性肿瘤 8 种。

（10）其他职业病 5 种。

四、与职业有关疾病

1. 与职业有关疾病

与职业有关疾病的范围比职业病更为广泛，其与工作有联系，但也见于非职业人群中，不是每一病种都必须具备特定的职业史或接触史。与职业有关疾病具有 3 层含义。

（1）职业因素是该病发生和发展的诸多原因之一，但不是唯一的直接原因。

（2）职业因素影响了健康，从而促使潜在的疾病显露或加重已有的病情。

（3）通过改善工作条件，可使所患疾病得到控制或缓解。

所以在职业健康工作中，也应该将该类疾病列为控制和预防的重要内容，保护和促进职业人群的身体健康。

2. 常见的与职业有关疾病

常见的与职业有关疾病有如下几种。

（1）行为（精神）和身心的疾病，如精神焦虑、忧郁、神经衰弱综合症。这些疾病多由工作繁重、夜班工作、饮食失调、吸烟等因素引起。

（2）慢性非特异性呼吸道疾病，包括慢性支气管炎、肺气肿和支气管哮喘等。这些疾病是多因素引起的疾病，吸烟、空气污染、呼吸道反复感染常是主要原因。

（3）其他如腰背痛、高血压、消化性溃疡等疾病，常与某些工作有关，如接触二硫化碳可促进动脉硬化的发展。

（1）结合本专业的典型工作岗位，谈谈生产工艺过程中、劳动组织过程中、生产环境中的职业危害因素有哪些？

（2）构成职业病的要素是什么？

第五课　粉尘危害及预防

案例故事

那些变成石头的肺

医院走廊上，彦某眼睛潮红，面容憔悴。她的儿子小邓斜躺在病床上，费力地喘着气，经医院诊断患上了矽肺病。这位平时身体健壮的小伙子，缘何患此怪病？

2005年9月，中职毕业的小邓与村里4个村民一起到安徽凤阳一家石英砂厂做工。石英砂厂的环境恶劣，最明显的就是灰尘大。砂厂老板没主动提供口罩，后来实在熬不住了，才勉强拿出简易口罩。

2008年，老家有一返乡村民出现了病症。2009年3月，小邓回家。一个月后，便出现病症，被诊断为矽肺。矽肺是由于长期吸入大量游离二氧化硅粉尘引起的，以肺部广泛的结节性纤维化为主的疾病。矽肺是尘肺中最常见、进展最快、危害最严重的一种类型。矽肺发展到一定程度，肺脏体积增大，弹性降低，肺切面出现大小不等的结节和硬块，质地坚硬如石头，手术刀划在上面发出"吱啦吱啦"的声音，"火化时都烧不化"。

一、生产性粉尘对人体的危害

1. 生产性粉尘的定义

生产性粉尘是指在生产中形成的，并能长时间悬浮在空气中的固体微粒。图5.1所示为工作人防护用品预防生产性粉尘。

2. 生产性粉尘的种类

生产性粉尘根据其性质可分为无机性粉尘、有机性粉尘和混合性粉尘，如图5.2所示。

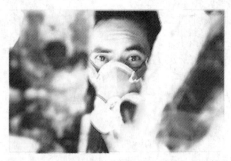

图 5.1　工作中使用个人防护用品预防生产性粉尘

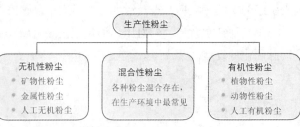

图 5.2　生产性粉尘的种类

二、尘肺病

1. 尘肺病的定义

生产性粉尘引起的职业病中，以尘肺最为严重。尘肺（见图 5.3）是由于在职业活动中长期吸入生产性粉尘（灰尘），并在肺内滞留而引起的以肺组织弥漫性纤维化（疤痕）为主的全身性疾病。

看一看

尘肺病的肺形态。

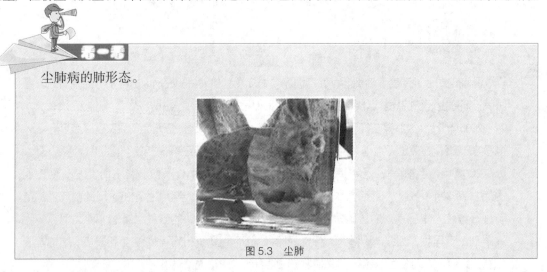

图 5.3　尘肺

2. 法定职业尘肺病

2002 年卫生部与原劳动和社会保障部联合发布的《职业病目录》（卫法监发〔2002〕108 号）公布的职业病名单中，列出了 13 种法定尘肺，即矽肺、煤工尘肺、石墨尘肺、炭黑尘肺、石棉尘肺、滑石尘肺、水泥尘肺、云母尘肺、陶工尘肺、铝尘肺、电焊工尘肺、铸工尘肺及其他尘肺。

目前，我国累计尘肺病患者超过 60 万人。尘肺病是头号职业病，占所有职业病的 80% 以上，而煤矿尘肺病又居首位。

三、引发尘肺的主要因素

职工在粉尘场所从事生产劳动时引起的尘肺病，发生概率与病变程度与肺内粉尘蓄积量有关。肺内粉尘蓄积量主要取决于粉尘的浓度、分散度、接尘时间和防护措施。粉尘浓度越高，分散度越大，接尘工龄越长，防护措施越差，吸入并蓄积在肺内的粉尘量越大，越易发生尘肺，病情越严重。主要与以下因素有关（见图5.4）。

（1）与粉尘的浓度有关。作业场所的粉尘浓度越高，越容易引发尘肺病，发病时间也越短，病变速度也越快。

（2）与粉尘的粒径和性质有关。粒径越小，越容易沉积于体内。化学活性越强，越易引起肺组织纤维病变。

（3）与接触粉尘的时间长度有关。粉尘浓度越高，接触时间越长，吸入粉尘的量就越大，引发尘肺的机会就越多。

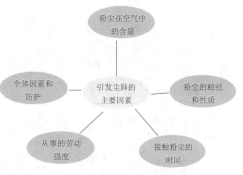

图 5.4 引发尘肺的主要因素

（4）与从事的劳动强度有关。劳动强度越大，吸入空气的数量增多，肺泡中沉积粉尘的量越大。

（5）与个人防护有关。同样作业环境下，不使用个体防护用具和使用不当者，更易引发尘肺病。

四、易患尘肺病的行业和工种

（1）矿山开采：各种金属矿山的开采、煤矿的掘进和采煤以及其他金属矿山的开采，是产生尘肺的主要作业环境，主要作业工种是凿岩、爆破、支柱、运输。

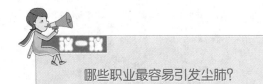

哪些职业最容易引发尘肺？

（2）金属冶炼中矿石的粉碎、筛分和运输。

（3）机构制造业中铸造的配砂、造型，铸件的清砂、喷砂以及电焊作业。

（4）建筑材料行业，如耐火材料、玻璃、水泥，石料生产中的开采、破碎、碾磨、筛选、拌料等；石棉的开采、运输和纺织。

（5）公路、铁路、水利建设中的开凿隧道、爆破等。

五、尘肺的预防

通过做好防尘工作，使作业场所的粉尘浓度大幅度下降，达到国家规定的卫生标准，就基本上可以防止尘肺的发生。防尘的主要措施有以下几种。

（1）改革工艺过程，革新生产设备，以低粉尘物料代替高粉尘物料，以不产尘设备、低产尘设备代替高产尘设备，是消除粉尘危害的根本途径。

（2）湿式作业是一种经济易行的防止粉尘飞扬的有效措施。

（3）密封、吸风、除尘。对不能采取湿式作业的产尘岗位，应采用密闭吸风除尘方法，防止粉尘飞扬。

（4）接尘工人健康检查，包括就业前健康检查和定期健康检查。从事粉尘作业的新工人，必须进行健康检查。定期检查中若发现不宜从事粉尘作业的疾病时，应及时调离。脱离粉尘作业时还应做脱尘作业检查。

（5）加强个人防护。佩戴防尘护具，如防尘安全帽、送风头盔、送风口罩等。正确使用防护用品是防止与粉尘接触的有效手段。

知识探究

防尘的"八要诀"——"宣、革、湿、密、风、护、管、查"

"宣"，即加强宣传教育，提高对粉尘危害性的认识，使防尘工作成为自觉行动。

"革"，即革新生产工艺，尽量以低粉尘物料代替高粉尘物料，以不产尘设备、低产尘设备代替高产尘设备。

"湿"，即采用湿式作业。

"密"，即密闭粉尘的发生源。

"风"，即加强通风以达到除尘的目的。

"护"，即加强个人防护。

"管"，即建立防尘制度和加强技术管理。

"查"，即加强监督检查，对接触粉尘的职工定期进行健康检查，对生产环境中的粉尘浓度定期进行测定。

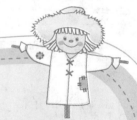

案例分析

- 案情

2004年5月，在温州市龙湾区一矿石研磨厂打工的11名重庆籍民工，全部被诊断为矽肺病。5年的时间一晃过去了，在经过一系列漫长的诉讼、仲裁后，5位农民工在等待赔偿中去世。

- 分析

（1）作业环境：生产车间全封闭，采用中央空调，无通风、排毒设施。车间生产环境中的粉尘浓度远远超过国家职业卫生标准限值。

（2）无有效个人防护措施：手工操作直接接触，无有效防护措施，经皮肤吸收。

（3）健康体检不落实：劳动者出现症状未及时治疗和脱离工作岗位，导致病情加重，甚至死亡。

（4）职业病危害未告知：劳动者不知道毒物危害及防护。

测一测

请运用小组学习法，找出 3 ～ 5 种在生活或所学专业工作岗位中可能产生的危害性粉尘的情况，分析其产生的原因，并提出预防措施。

第六课　职业中毒危害及预防

案例故事

无知施救酿惨剧

一日，某淀粉厂雇用 5 名临时工对厂里的酒精废液氧化塘篷布进行盖严作业。临时工黄某、苏某在不系安全带、不穿戴任何防护用品的情况下，乘坐一只用 4 个塑料桶捆扎成的浮筏进入氧化塘拉盖篷布。操作过程中，一人出现中毒症状而落入塘中，浮筏上的另一人对其施救，因浮筏失衡也落入塘中，岸上两人见状后立即下塘施救。现场指挥作业的厂长及在厂十余名职工亦急忙参与抢救，并将塘中 4 人救起。不久，参与抢救的职工相继出现中毒症状，最终，事故造成 14 人中毒，其中 5 人死亡。

一、生产性毒物

1. 生产性毒物的定义

毒物是指较小量进入人体可引起人体健康损害（中毒）的化学物质。各种生产过程中产生或使用的毒物统称为生产性毒物。图 6.1 所示为有害气体警示。

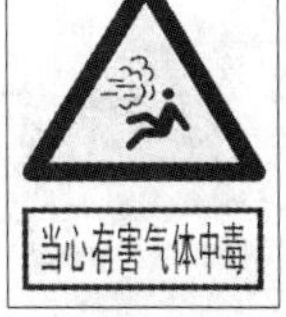

2. 生产性毒物进入人体的途径

生产性毒物进入人体的途径有 3 种，分别是呼吸道、皮肤和消化道。其中最主要的途径是经呼吸道进入人体；其次是经皮肤进入人体；经消化道进入人体的，仅在特殊的情况下发生。

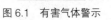

图 6.1　有害气体警示

（1）呼吸道是工业生产中毒物进入人体内的重要的途径。凡是以气体、蒸汽、雾、烟、粉尘形式存在的毒物，均可经呼吸道侵入人体内。人的肺脏由亿万个肺泡组成，肺泡壁很薄，壁上有丰富的毛细血管，毒物一旦进入肺脏，很快就会通过肺泡壁进入血液循环而被运送到全身。

（2）在工业生产中，毒物经皮肤吸收引起中毒也比较常见。如有机磷农药、苯胺，只要与皮肤接触，就能被吸收。皮肤有损伤或皮肤病时，毒物更容易通过皮肤进入人体，促进毒物经皮肤吸收。毒物经皮肤吸收后，并不经过肝脏转化、解毒，而是直接进入血液循环而分布于全身。

（3）经消化道进入引起职业中毒的机会极少，但是如果个人卫生习惯不良，在有毒车间内吸烟、吃东西、饭前不洗手，也可使少量毒物进入消化道。进入呼吸道的难溶性毒物被清除后，可经由咽部而进入消化道。

二、生产性毒物的预防控制措施

1. 根除毒物

从生产工艺流程中消除有毒物质，可用无毒或低毒原料代替有毒或高毒原料，改革能产生有毒物质的工艺过程，改造技术设备，实现生产的密闭化、机械化和自动化，使作业人员减少或脱离直接接触有毒物质的机会。

2. 控制有毒物质逸散

密闭、隔离有毒物质污染源，控制有毒物质逸散。对逸散到工作场所的有毒物质要采用通风措施，控制有毒物质的飞扬、扩散。

3. 加强对有毒物质的监测

要加强对有毒物质的监测，控制有毒物质的浓度，使其低于国家有关标准的规定。

4. 个体防护

个体防护是预防职业中毒的重要辅助措施。在存在有毒物质的工作场所，应使用呼吸防护器、防护帽、防护眼镜、防护面罩、防护服和皮肤防护用品等个体防护用品。选择个人防护用品应注意其防护特性和效能。在使用时，应对使用者加以培训；只有平时经常保持良好的维护，才能很好地发挥效用。

5. 健康检查

对接触有毒物质的作业人员实施健康监护，认真做好上岗前和定期健康检查，排除职业禁忌，发现早期的健康损害，并及时采取有效的预防措施。

三、职业中毒

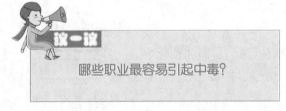

哪些职业最容易引起中毒？

职业中毒是指接触生产性毒物的工人在劳动过程中吸收生产性毒物所引起的中毒，是职业病的一种。

1. 职业中毒的类型

职业中毒按发病过程可分为3种类型。

（1）急性中毒。毒物一次或短时间内大量进入人体所致。多数由生产事故或违反操作规程所引起。

（2）慢性中毒。毒物长期、少量进入肌体所致。绝大多数是由毒物的积蓄作用引起的。

（3）亚急性中毒。亚急性中毒介于以上两者之间，是在短时间内有较大量毒物进入人体所产生的中毒现象。

2. 职业接触生产性毒物机会

（1）正常生产过程。在存在生产性毒物的生产过程中，很多生产工序和操作岗位可接触到毒物，如：从装置内取样，样品可挥发溢出；在罐顶检查储罐储存量、进入装置设备巡检、清釜清罐、加料、包装、储运和对原材料、半成品、成品进行质量检验分析时均可接触到有关的化学毒物；装置排污、污水处理等，可增加接触毒物的机会。

（2）检修与抢修。生产过程中，工艺设备复杂，需要定期进行检修，发生事故时需要立即进行抢修。如进入塔、釜、罐检修前，应对设备进行吹扫置换，排出有害气体。

（3）意外事故。许多生产过程中具有高温、高压、易燃、易爆、有毒、有害因素多的特点，一旦发生意外事故，往往会造成大量毒物泄漏。

知识探究

急性中毒的高危人群

（1）肝脏有病时影响毒物在体内解毒，肾脏有病时影响毒物从体内排出，有肝肾疾病的人容易发生中毒。

（2）有支气管炎和肺气肿的人接触到刺激性气体，不但容易发生中毒，而且病情较重。

（3）未成年人发育不成熟，也容易中毒。

（4）妇女在月经期、怀孕期对某些毒物敏感。

（5）有些患遗传性缺陷病的人，对某些毒物特别敏感，如患有葡萄糖 –6– 磷酸 – 脱氢酶（G–6–PD）缺乏症者，接触溶血性毒物时特别敏感。

四、常见的职业中毒及预防措施

常见的职业中毒有铅中毒、一氧化碳中毒、氯中毒和苯中毒等。各种常见职业中毒的危害、易发人群和预防控制措施如表 6.1 所示。

表 6.1   常见的职业中毒及预防措施

中毒类别	中毒危害	易发人群	预 防 措 施
铅中毒	铅及其化合物进入人体后对神经、造血、消化、肾脏、心血管和内分泌等系统产生危害。目前常见的铅中毒大多数属于轻度慢性铅中毒，引起植物神经功能紊乱、贫血、免疫力低下等	交警、司机及工作在铅冶炼、蓄电池、油漆、颜料、印刷、石油、化工、电子等行业的工作人员	① 用无毒物质或者低毒物质代替铅。 ② 通过加强通风和烟尘的回收来降低空气中铅浓度。 ③ 定期测定车间空气中的铅浓度。 ④ 加强个人防护，建立定期检查制度。如作业人员必须穿工作服、戴过滤式防尘口罩；严禁在车间内吸烟、进食；班中吃东西或喝水必须洗手、洗脸及漱口；严禁穿工作服进食堂、出厂。 ⑤ 定期检修设备

续表

中毒类别	中毒危害	易发人群	预防措施
苯中毒	急性苯中毒主要表现为神经系统症状和呼吸系统症状。轻者出现头晕、头痛、酒醉感、走路不稳、咽干、咽痛以及咳嗽等。重者可出现昏迷、抽搐、谵妄甚至死亡。慢性苯中毒以血液系统损害最为明显，可导致再生障碍性贫血、骨髓增生异常综合征和白血病等	制鞋、箱包、玩具、电子、印刷、家具等行业生产者；以苯为化工原料生产香料、药物、合成纤维、合成橡胶、合成塑料、合成染料等的相关岗位生产者；苯作溶剂和稀释剂等的相关岗位生产者	① 加强宣传教育，充分认识苯的危害性和中毒的可防性。 ② 苯的制取及以苯为原料的工业，应尽量做到生产过程密闭化、自动化，防止管道"跑、冒、滴、漏"；生产车间应有良好的通风装备，加强通风。 ③ 涂料行业尽可能用无毒或低毒物质代替苯作溶剂，改进喷漆作业方式，如静电喷漆。 ④ 在无法免除高浓度苯存在的场所时，必须佩戴有效的防毒口罩或送风面罩，以免毒气吸入。 ⑤ 加强有毒场所空气中的苯浓度检测。 ⑥ 做好工人的健康监护。上岗前应做体格检查，严格控制职业禁忌症；就业后应定期做体检，发现问题及时调离，积极诊治
一氧化碳中毒	一氧化碳轻度中毒时会使人头痛、眩晕、胸闷、恶心、呕吐、耳鸣等。若吸入过量的一氧化碳，会使人意识模糊、大小便失禁，乃至昏迷、死亡	炼钢、炼铁、炼焦、采矿业、铸造、锻造车间生产者；以一氧化碳为原料的化工制造业；接触窑炉、煤气炉作业生产者	① 冬天屋内生煤炉取暖必须使用烟囱。 ② 经常监测一氧化碳浓度变化。 ③ 定期检修煤气发生炉和管道及煤气水封设备。 ④ 对一氧化碳的生产过程要加强密闭通风；矿井放炮后必须通风20分钟以后，方可进入生产现场。 ⑤ 进入危害区工作时，需戴防毒面具；操作后，立即离开，并适当休息；作业时最好多人同时工作，便于自救、互救
氯中毒	氯中毒，若浓度低时，只对眼和呼吸道有灼伤和刺激作用；浓度高时会引起迷走神经反射性心跳骤停而出现"电击样"死亡	从事氯气储运的工作者；以氯为原料生产氯化合物的生产者；颜料业的生产者；制造业的生产者；造纸、印刷工业的生产者；冶金工业的生产者等	① 严格遵守安全操作规程，预防氯气。"跑、冒、滴、漏"，保持管道负压。 ② 检修检查设备管道及储存液氯的钢瓶。含氯废气净化排放。 ③ 作业、检修或现场抢救时必须佩戴防护面具。 ④ 使用场所通风良好，最高温度不超过40℃。 ⑤ 配备有效的防护用具和消防器材。 ⑥ 工作现场禁吸烟、进食和饮水；工作后淋浴更衣

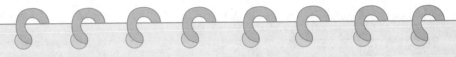

知识探究

近年来职业中毒的特点

（1）急性中毒明显多发，恶性事件有增无减。据卫生部统计，与去年同期相比，今年急性职业中毒的次数、例数和死亡人数均有增加。

（2）苯中毒问题比较突出。近年来，苯中毒在急、慢性中毒中均居前列。建筑工地因防水作业导致的急性苯中毒事故，近两年屡有发生。箱包加工、制鞋和从事印刷、擦字等作业工人的慢性苯中毒，广东、浙江、福建等省均有病例。酿成再生障碍性贫血以致死亡的已非个别事件。

（3）新的职业中毒不断出现。随着各种新材料、新工艺的引进，新的职业中毒形式不断出现。近年来在部分沿海地区相继出现了正己烷中毒、三氯甲烷中毒、二氯乙烷中毒等过去未曾出现或很少发生的严重职业中毒和死亡病例。

（4）中小企业和个体作坊的职业中毒呈上升趋势。比如，小矿山尤其小煤矿设备简陋、无机械性通风，加上常常违章操作，导致甲烷、一氧化碳、二氧化碳等混合性气体增高，引起中毒窒息，造成严重伤亡，仅2000年就报告9起，100人中毒，61人死亡（不包括安全事故）。

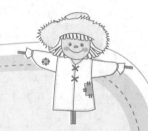

案例分析

- 案情

2002年2月26日，温州市某鞋材加工厂工人陈某（20岁，湖南人）开始从事鞋底清洗工作。6月6日出现鼻出血、牙龈出血症状，即回老家休养。症状不断加剧。7月14日前往医院治疗，入院后7小时后抢救无效死亡。医院诊断结果为急性再生障碍性贫血并发颅内出血而致死。经温州市职业病诊断小组诊断，陈某系职业性苯中毒死亡。

- 分析

原料使用：使用的清洗液中含有40%的纯苯（剧毒）。

作业环境：该厂无有效的通风排毒设施，车间生产环境苯浓度超过国家职业卫生标准达29.6倍。

危害告知：劳动合同中没有对从事有毒有害作业岗位职业危害的告知内容。

以小组为单位讨论校园内及所学专业工作岗位是否存在潜在的毒物，如果有，应该采取哪些预防措施？

第七课　噪声危害及预防

案例故事

职业性噪声聋——不容忽视的职业病

　　小李从中职学校毕业后，来到一家纺织厂工作，在工作中厂里发了耳塞、口罩等防护用品，但是厂里的工人觉得防护用品用起来不舒服都没有用，二年后，小李下班后总感觉自己的耳朵常常会出现"嗡嗡嗡"的耳鸣声。年复一年，他的耳鸣现象越来越严重，渐渐地听不见别人说话了。当地职业病防治机构根据小李的职业接触史及现场调查，诊断为职业性噪声聋。

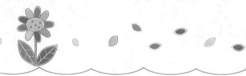

　　在噪声的环境下工作，人容易感觉疲乏、烦躁、注意力不集中，反应迟钝、准确性降低等，直接影响作业能力和效率。强烈的噪声掩盖了报警提示音响，往往会导致工伤事故的发生。噪声达到一定强度会对人体产生不良影响，长期接触强烈的躁声甚至会引起噪声性疾病。

一、噪声

噪声是一类引起人烦躁，或音量过强而危害人体健康的声音。环境噪声有以下4种主要来源。

图7.1中作业工人可能遭受的职业危害有哪些？

（1）交通噪声。主要指的是机动车辆、飞机、火车和轮船等交通工具在运行时发出的噪声。这些噪声的噪声源是流动的，干扰范围大。

（2）工业噪声。主要指工业生产劳动中产生的噪声。主要来自机器和高速运转设备。

（3）建筑施工噪声。主要指建筑施工现场产生的噪声。在施工中要大量使用各种动力机械，要进行挖掘、打洞、搅拌，要频繁地运输材料和构件，从而产生大量噪声。

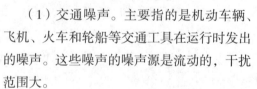

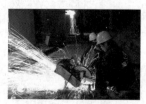

图7.1　钢筋切割现场，施工人员在切割钢筋

（4）社会生活噪声。主要指人们在商业交易、体育比赛、游行集会、娱乐场所等各种社会活动中产生的喧闹声，以及收录机、电视机、洗衣机等各种家电的嘈杂声。

二、生产性噪声

在生产过程中由于机器转动、气体排放、工件撞击与摩擦所产生的噪声称为生产性噪声。生产性噪声按其声音的来源可大致分为以下几种。

（1）机械性噪声。由于机器转动、摩擦、撞击而产生的噪声。如各种车床、纺织机、凿岩机、轧钢机、球磨机等机械所发出的声音。

（2）空气动力性噪声。由于气体体积突然发生变化引起压力突变或气体中有涡流，引起气体分子扰动而产生的噪声。如鼓风机、通风机、空气压缩机、燃气轮机等发出的声音。

（3）电磁性噪声。由于电动机中交变力相互作用而产生的噪声，如发电机、变压器、电动机所发出的声音。

能产生噪声的作业种类甚多。受强烈噪声作用的主要工种有：使用各种风动工具的工人（如机械工业中的铆工、铲边工、铸件清理工、开矿、水利及建筑工程的凿岩工等）、纺织工、发动机实验人员、钢板校正工、拖拉机手、飞机驾驶员、炮兵等。

十大工业噪声源：风机、空压机、电动机、柴油机、纺织机、冲床、圆锯机、球磨机、高压放空排气、凿岩机。

知识探究

分贝值

分贝值表示的是声音的量度单位。分贝值每上升 10，表示音量增加 10 倍，即从 1 分贝到 20 分贝表示音量增加了 100 倍。

人耳刚刚能听到的声音是 0 ~ 10 分贝，人低声耳语约为 30 分贝，大声说话为 60 ~ 70 分贝。分贝值在 60 以下为无害区，60 ~ 110 分贝为过渡区，110 分贝以上是有害区。人们长期生活在 85 ~ 90 分贝的噪声环境中，就会得"噪声病"。当声音达到 120 分贝时，人耳便感到疼痛。

汽车噪声为 80 ~ 100 分贝，电视机伴音可达 85 分贝，电锯声是 110 分贝，喷气式飞机的声音约为 130 分贝。典型声级示意图，如图 7.2 所示。

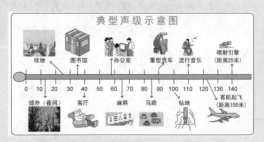

图 7.2 典型声级示意图

三、噪声对人体的危害

1. 对听力系统的危害

噪声的危害主要是对听力系统的损害。在强噪声的作用下，可导致永久性听力下降，引起噪声聋；极强的噪声可致听力器官发生急性外伤，即爆震性聋。

2. 对神经系统的危害

长期接触噪声可导致大脑皮层兴奋和抑制功能的平衡失调，出现头疼、脑涨、头晕、耳鸣、多梦失眠、心慌、疲劳、记忆力减退、情绪不稳定、易怒等症状。

3. 对其他系统的危害

长期接触噪声可引起其他系统的应激反应，如可导致心血管系统疾病加重、引起肠胃功能紊乱等。

四、噪声的控制

工业噪声控制应从声源、传声途径和人耳这 3 个环节采取技术措施。

1. 控制和消除噪声源

控制和消除噪声源，是从根本上解决噪声危害的一种方法。采用无声或低声设备代替发出强噪声的设备、加强机器维修、机器碰撞处用弹性材料代替金属材料以缓冲撞击力等，均可收到较好的效果。对于工艺过程允许远置的噪声源，应移至车间外或采取隔离措施。

2. 控制噪声的传播

采用吸声、消声和隔声技术，控制噪声的传播。如采用吸声装饰材料、消声器、隔声墙、隔声罩、减震装置等。

3. 个体防护

对于因各种原因，生产场所的噪声强度暂时不能得到控制，或需要在特殊高噪声条件下工作时，佩戴耳塞（见图7.3）、耳罩或头盔等个人防护用品是保护听觉器官的一项有效措施。

4. 健康监护

定期对接触噪声的工人进行健康检查，特别是听力检查，以便早期发现听力损伤，及时采取有效的防护措施。对已出现听力下降者，应加以治疗和加强观察，重症者应调离噪声作业岗位。

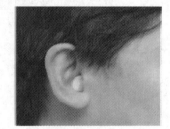

图7.3 耳塞

噪声作业工人应进行就业前体检，取得听力的基础材料，凡是有听觉器官疾患、中枢神经系统和心血管系统器质性疾患或自主神经功能失调者，不宜参加强噪声作业。

五、办公室噪声

噪声在工作中的存在会使人感觉不舒适、烦躁，进而影响身体健康和工作效率。国际化企业办公室噪声的控制方法就是以各种方式将噪声抑制在规定的标准以下，减少或消除噪声所带来的危害。

第八课　高温危害及预防

钢铁厂转炉车间工人的一天

我是某钢铁集团转炉厂的一名转炉炼钢工，转炉旁是整个厂区里温度最高的区域，浑身通红的直立式圆筒形的巨大烤炉，里面盛满了高达 1700℃的铁水。当转炉倾倒铁水的时候，即使远远站着，身上也似乎都燃烧起来了。因为工作需要，每次必须要有一个工人穿着隔热的工作服，戴上头盔和保护镜站到转炉附近指挥和检查倾倒过程，这个时候是最热也是最难受的。伴随着铁水倾倒时涌出来的阵阵热浪，让人几乎感到被融化了。我们分成 4 个班次来维持车间每天 24 小时的正常运转，大家轮流到转炉旁工作。

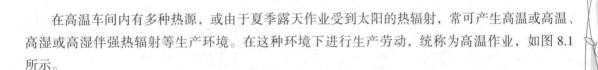

在高温车间内有多种热源，或由于夏季露天作业受到太阳的热辐射，常可产生高温或高温、高湿或高湿伴强热辐射等生产环境。在这种环境下进行生产劳动，统称为高温作业，如图 8.1 所示。

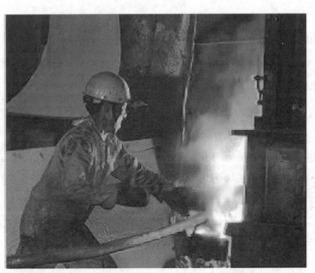

图 8.1　冒着热浪和高温，一线工人为转炉加料

我国制定的高温作业分级标准规定：由于工业企业和服务行业工作地点具有生产性热源，当室

外实际气温达到本地区夏季室外通风设计计算温度时，其工作地点气温高于室外气温2℃或2℃以上的作业称为高温作业。夏季室外通风设计计算温度是指近十年本地区气象台正式记录的每年最热月每日13～14时的平均气温。

一、高温作业的种类

1. 高温强热辐射作业

其特点是气温高、热辐射强度大，相对湿度低、形成干热环境，这类作业场所都有强烈的辐射热源，室内外气温差可达10℃以上，如冶金工业的炼焦、炼铁、炼钢、轧钢等车间；机械制造工业的铸造、锻造、热处理等车间；陶瓷、玻璃、搪瓷、砖瓦等工业的炉窑车间；火力发电厂和轮船等的锅炉车间等。

2. 高温、高湿作业

这类作业环境的气象特点是气温高、相对湿度高、低气流而热辐射较弱，形成湿热环境。主要是由于生产过程中产生大量水蒸气或生产商要求车间内保持较高的相对湿度所致。如印染、缫丝、造纸等工业中液体加热或蒸煮时，车间气温可达35℃以上，相对湿度常高达90%以上；潮湿的深矿井内气温可达30℃以上，相对湿度达95%以上。如通风不良，就形成高温、高湿和低气流的不良气象条件，即湿热环境。

3. 夏季露天作业

夏季露天工作，受太阳照射和地面热辐射，如建筑工地、农业劳动、码头工作等露天作业。

二、中暑

高温作业会对肌体产生不良影响，容易发生头重倦怠、胸脘郁闷、食欲不振等不适，甚至在高温和热辐射作用下，人体体温调节功能容易发生紊乱，从而引起中枢神经系统和循环系统障碍，以此为主要表现的急性疾病称为中暑。

1. 中暑的类型

中暑有热痉挛、热衰竭、日射病和热射病四种类型。

（1）热痉挛。多发生于大量出汗及口渴、饮水多而盐分补充不足致血中氯化钠浓度急速明显降低时。这类中暑发生时肌肉会突然出现阵发性痉挛的疼痛。

（2）热衰竭。常常发生于老年人及一时未能适应高温的人身上，主要症状为头晕、头痛、心慌、口渴、恶心、呕吐、皮肤湿冷、血压下降、昏厥或神志模糊。此时的体温正常或稍微偏高。

（3）日射病。直接在烈日的曝晒下，强烈的日光穿透头部皮肤及颅骨引起脑细胞受损，进而造成脑组织的充血、水肿。最开始出现的不适就是剧烈头痛、恶心呕吐、烦躁不安，继而可出现昏迷及抽搐。

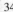

（4）热射病。在高温环境中从事体力劳动的时间较长，身体产热过多，而散热不足，导致体温急剧升高。发病早期有大量冷汗，继而无汗、呼吸浅快、脉搏细速、躁动不安、神志模糊、血压下降，逐渐向昏迷伴四肢抽搐发展；严重者可产生脑水肿、肺水肿、心力衰竭等。

知识探究

如何预防中暑

1. 盛夏期间做好防暑降温工作，车间应开窗，使空气流通，地面经常洒水，设遮阳窗帘等；
2. 合理安排作息时间，不宜在炎热的中午强烈日光下过多活动；
3. 加强个人防护，戴遮阳帽，饮消暑饮料；
4. 有头痛、心慌时应立即到阴凉处休息、饮水。

2. 对中暑病人的急救处理

如果有员工发生中暑，按以下方法和步骤进行急救处理。

（1）迅速将病人移到阴凉通风干燥的地方，解开衣扣，平卧休息。

（2）用冷水毛巾敷头部或擦身降温，喝一些淡盐水或绿豆汤。

（3）将昏迷者立即送往医院。

三、高温作业的防护措施

1. 技术措施

（1）合理设计工艺流程。合理设计工艺流程、改进生产设备和操作方法是改善高温作业劳动条件的根本措施。

（2）隔热。隔热是防止热辐射的重要措施，尤其以水的隔热效果最好。水的比热大，能最大限度地吸收辐射热。

（3）通风降温。①自然通风。通过门窗和缝隙进行自然通风换气，但对于高温车间仅靠这种方式是远远不够的。②机械通风。采用局部或全面机械通风或强制送入冷风来降低作业环境温度；在高温作业厂房，修建隔离操作室，向室内送冷风或安装空调。

2. 保健措施

（1）饮用饮料和补充营养。高温作业工人应该补充与出汗量相等的水分和盐分，饮料的含盐量以 0.15% ~ 0.2% 为宜，饮水方式以少量多次为宜；适当增加高热量饮食和蛋白质以及维生素和钙等。

（2）个人防护。高温作业工人的工作服，应以耐热、导热系数小而透气性能好的织物制成，按照不同工种需要，还应当配发工作帽、防护眼镜、面罩、手套、鞋盖、护腿等个人防护用品。

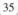

（3）加强医疗预防工作。对高温作业工人应该进行就业前和入暑前体格检查，凡有心血管系统器质性疾病、血管舒缩调节机能不全、持久性高血压、溃疡病、活动性肺结核、肺气肿、肝、肾疾病、明显内分泌疾病（如甲状腺机能亢进）、中枢神经系统器质性疾病、过敏性皮肤疤痕患者、重病后恢复期及体弱者，均不宜从事高温作业。

3. 组织措施

（1）严格遵守国家有关高温作业卫生标准，搞好防暑降温工作，如按照《高温作业分级》（GB/T4200—2008）中的方法和标准，对本单位的高温作业进行分级和评价，一般应每年夏季进行一次。

（2）宣传防暑降温和预防中暑的知识。

（3）合理安排工作时间，避开最高气温。轮换作业，缩短作业时间。设立休息室，保证高温作业工人有充分的睡眠和休息。

知识探究

高温工人饮水注意事项

高温作业工人排汗量明显增加，其增加量与劳动强度成正比。排出的汗中含有大量盐分，大量排汗使体内盐分丢失。因此，高温作业工人在排汗量较大情况下，及时补充适量的水分和盐分对维持身体健康是十分必要的。

饮水是最常见，也是最简便的补充水分方式，但不恰当的饮水不但不能使高温作业者补充已丢失的水分，反而会损害健康，甚至诱发中暑。

高温作业工人恰当地饮水应遵循三条原则。

1. 补足补够原则。一般来说，要比平常每天多饮水 3 ~ 5L，食盐20g。

2. 饮水方式以少量多饮为宜，暴饮会加重心、肾和胃肠负担，又促使大量排汗。

3. 饮水和补盐同时进行，不能单纯补充水分。单纯暴饮淡水会引起热痉挛（中暑）的发生，故以含盐饮料为佳。

含盐饮料种类很多，既可自制，也可直接购买成品。含盐茶水、绿豆汤既方便自制，效果也十分可靠，值得推荐。

测一测

1. 中暑的症状有哪些？如何预防中暑？

2. 3 ~ 5 人组成学习小组，模拟员工在工作岗位上中暑的情景，按照所学的中暑病人急救处理方法和程序，对中暑病人进行急救处理。

第九课　电磁辐射危害及预防

手机电磁辐射差一点让失去听力

从中职学校市场营销专业毕业的小王来到一家销售公司做业务员，由于业务太多，每天他接打电话很多，身上经常备三块电池板往往还不够用。两年后，由于小王勤奋努力，从业务员升为业务主管。可是，小王却发现，虽然当上业务主管后工作没有以前那么累了，但是感觉身体却比以前更累，而且右耳也隐隐出现听不到他人说话的现象。到医院检查后，医生告诉小王，是因为他用手机太频繁，受到电磁辐射比较严重而导致身体出现病症。原来，小王经常用手机拨完号码后就马上拿到耳边，而手机接通时的电磁辐射量比待机时要高出数百倍，久而久之，右耳渐渐失去了听力。经医生指导，之后小王打电话时用耳机，且多用座机打电话，经过半年多的调整，小王的右耳听力得到了恢复。

随着现代科技的高速发展，越来越多的电子、电气设备投入使用。一种看不见、摸不着的污染源在危害我们的健康，这就是人们称为"隐形杀手"的电磁辐射（见图 9.1）。对于人体这一良导体，电磁波不可避免地会构成一定程度的危害。近年来，电磁波对人体危害的例子多有发现，而其影响程度与所受到的辐射强度及积累的时间长短有关，应引起人们的重视。

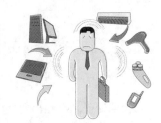

图 9.1　身边的电磁辐射

一、电磁辐射的分类

电磁辐射是一种波动的能量。电磁辐射以电磁波的形式发射和传播，透过空间或介质传递其能量。电磁波的波谱很宽，按其生物学作用的不同，分为电离辐射和非电离辐射。

1. 电离辐射

电离辐射又称放射线，此类辐射包含足够电磁能量，足以使原子和分子与组织分离，并改变人体内化学反应。伽马射线和 X 射线是两种形式的电离辐射。波长越短，频率越高，辐射的能量越大，生物学作用越强。

列为国家法定职业病的有急性、亚急性、慢性外照射放射病、内照射放射病、放射性皮肤病、放射性肿瘤、放射性骨损伤、放射性甲状腺疾病、放射性性腺疾病、放射复合伤和其他放射性损伤11 种。

2. 非电离辐射

一般情况下，非电离辐射是安全的。非电离辐射产生一些热效应，但是不会造成物质的电离，通常不足以对组织产生任何类型的长期损害。包括射频辐射、紫外线、红外线和激光。人们通常所说的电磁辐射一般指非电离辐射。

知识探究

电磁辐射产生的原因

天然的电磁辐射主要来源于雷电、太阳热辐射、宇宙射线、地球的热辐射、静电等。

非天然的电磁辐射主要来源如下。

（1）无线电发射台，如广播、电视发射台、雷达系统等。

（2）工频强电系统，如高压输变电线路、变电站等。

（3）应用电磁能的工业、医疗及科研设备，如电子仪器、医疗设备、激光照排设备、办公自动化设备等。

（4）人们日常使用的家用电器，如微波炉、电冰箱、空调、电热毯、电视机、录像机、计算机、手机等。

二、电磁辐射的危害

1. 电磁辐射对人体的危害

长期处于高电磁辐射环境下，可能会对人体健康产生以下影响。

（1）对心血管系统的影响，表现为心悸、失眠、部分女性经期紊乱、心动过缓、心搏血量减少、窦性心率不齐、白细胞减少、免疫功能下降等。

（2）对视觉系统的影响，表现为视力下降、引起白内障等。

（3）对生殖系统的影响，表现为性功能降低、男子精子质量降低、使孕妇发生自然流产、胎儿畸形等。

（4）长期处于高电磁辐射的环境中，会使血液、淋巴液和细胞原生质发生改变；影响人体的循环系统、免疫、生殖和代谢功能，严重的还会诱发癌症，并会加速人体的癌细胞增殖。

（5）装有心脏起搏器的病人处于高电磁辐射的环境中，会影响心脏起搏器的正常使用。

2. 影响电磁辐射危害的因素

电磁辐射危害主要受以下因素的影响。

（1）电磁场强度越高，伤害越严重。

（2）电磁波频率越高，伤害越严重；脉冲波比连续波伤害严重。

（3）连续照射时间越长、累计照射时间越长，伤害越严重。

（4）环境温度越高或散热条件越差，伤害越严重。

（5）电磁辐射对女性和儿童的伤害较为严重；人体被照射面积越大，伤害越严重；人体血管较少的部位传热能力较差，较容易受到伤害。

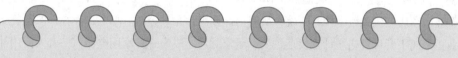

知识探究

电磁辐射危害主要涉及的11大类行业

（1）普遍使用计算机网络和机群的金融证券行业。

（2）通过机房和演播室向外发射大量电磁波的广播电视行业。

（3）IT行业。

（4）电磁波强度很大的电力。

（5）通信行业。

（6）民航。

（7）铁路。

（8）采用高频理疗设备的医疗行业。

（9）大量使用仪器仪表设备的科研行业。

（10）采用高中低频和微波电器设备的工业。

（11）现代化办公设备普及的白领和金领人士。

三、电磁辐射的防护

（1）对伴有电磁辐射的设备进行操作和管理的人员，应加强放射卫生防护的上岗培训。培训内容应包括如下4点。

① 电磁辐射的性质及其危害性。

② 常用防护措施、用具以及使用方法。

③ 个人防护用具及使用方法。

④ 电磁辐射防护规定。

（2）放射源库、放射性物料及废料堆放处理场所，必须有安全的防护措施。

（3）在保证应用效果的前提下，尽量选用危害小的辐射源或者封隔辐射源，提高接收设备灵敏度，减少辐射源的用量。

（4）采用包围屏蔽、加大接触距离、缩短接触时间等技术措施预防外照射危害。

采用屏蔽材料遮挡放射源发出的射线；尽量增大与放射源的操作距离，距离越远，受辐射危害就越小；缩短受辐射时间，工作时可实行轮换操作制度。

（5）采用围封隔离、除污保洁和佩戴并正确使用防护用品等措施，尽量减少或杜绝放射性物质进入人体内，避免造成内照射危害。

四、计算机电磁辐射的危害及防护

今天，全球进入数字化、网络化的信息时代。计算机应用渗透到各行各业，互联网技术的发展、电子商务的兴起，让它进入人们的工作、学习、生活的各个领域，无孔不入、无处不有。不仅工厂、企业、商店、机关、学校、医院大量使用计算机，尤其金融、邮电、证券、保险、交通管理等服务行业更是离不开计算机。计算机还进入了千家万户，成为一种家用电器。亿万人使用计算机，长时间接触计算机的时代已经到来。计算机辐射对人体健康的影响，已成为计算机用户十分关切的问题。

1. 计算机电磁辐射危害的特点

（1）计算机的低频电磁辐射虽然不太强，但长年累月不间断地使用，接受辐射的累积计量就不小，对人体伤害很大，如图9.2所示。

（2）伤害作用对不同人群有差异，妇女、少年儿童、老年体弱者为敏感人群，特别是对胎儿损害更大。

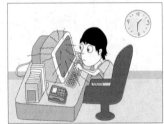

图9.2　太靠近计算机受到辐射危害

（3）受害程度与接受辐射的积累剂量有关。

（4）低频电磁辐射的非热效应和刺激为主要作用。

（5）对人体的神经系统功能、免疫系统功能、循环系统功能和生命发育功能等产生影响。

（6）尚待对分子生物学过程、细胞生物学过程和生物化学过程进行深入研究，进一步探明和揭示其作用机制。

知识探究

计算机电磁辐射的来源

（1）CRT显示器辐射源。

工作时，内部的高频电子枪、偏转线圈、高压包以及周边电路，会产生电离辐射（低能X射线）、非电离辐射（低频、高频辐射）、静电电场、光辐射（包括紫外线、红外线辐射和可见光等）等多种射线及电磁波。

（2）机箱辐射源。

高频率、功耗大的CPU，带有内部集成大量晶体管的主芯片的各个板卡，带有高速直流伺服电动机的光驱、软驱和硬盘，各散热风扇以及电源内部的变压器等，工作时都会发出低频电磁波等辐射和噪声干扰。

（3）音箱、打印机、复印机等周边设备辐射源。

2. 对计算机产生的电磁辐射的防护措施

（1）与辐射源保持一定距离。因为电磁辐射强度随着与辐射源的距离的平方值而下降。专家建议，计算机使用者应与显示屏保持的距离不少于70厘米，与计算机两侧和后部保持的距离不少于120厘米。

（2）减少与计算机接触的时间。因为接受辐射的积累剂量是同辐射强度与辐照时间的乘积成正比，因此减少上机时间是必要的。

（3）穿防护服，戴防护帽，以直接减少身体对辐射的吸收。

很多人在所处的工作和生活环境中要实现与辐射源保持一定距离有困难，例如，有多台计算机的办公室，前后、左右距离不能保持要求的距离。还有些人，不允许减少上机上网的工作时间，每天操作 3～4 小时，而且连续不间断。在此情况下，唯一的办法是穿防护服、戴防护帽，以直接减少身体对辐射的吸收。防护服、防护帽是采用对电磁辐射有屏蔽作用的软体材料——防电磁辐射布料制成的。图 9.3 所示为减少计算机辐射的方法。

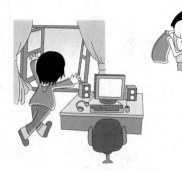

图 9.3　勤通风，勤洗脸

 知识拓展

手机电磁辐射的防护

手机电磁波对人体的影响，也是近年来人们关注的问题（见图 9.4）。手机在使用时贴近人脸，使人的大脑受到电磁波的辐射；不用时，佩带在腰间的手机，可能会影响人体肾的微循环，而且使最接近的内脏如肝、女性卵巢等受到威胁，严重者可引起人体细胞的癌变。

防护措施如下。

（1）当手机在离最近的基站较远或者信号强度不够时，其功率自动控制功能会使手机自身的功率加大，这个时候最好不要使用手机。

图 9.4　手机辐射

（2）手机的功率在通话接通瞬间最大。在通话接通瞬间，不应该使手机靠近头部，应等到接通后 1～2 秒的时间再进行通话。

（3）在携带手机时，不要把手机靠人体太近。

（4）晚上睡觉时不要把手机放在枕头边。

（5）通话时尽量使用耳机并缩短通话时间，以减少手机对大脑的辐射。

 做一做

通过上网搜索，查找更多具有电磁辐射危害的危害源，并给出防护措施。

第十课　工作压力危害及预防

案例故事

从富士康"连跳门"谈工作压力

富士康科技集团是专业从事计算机、通信、消费电子、数位内容、汽车零组件、通路等6C产业的高新科技企业。自2010年1月23日富士康员工第一跳起至2010年11月5日，富士康已发生14起员工跳楼事件，引起社会各界乃至全球的关注。

虽然造成富士康"连跳门"的原因是多方面的，富士康内部也存在着许多问题，不过其中有一点不可否认，工作压力大是绝对不容忽视的方面之一。从富士康悲壮的"连跳门"背后，也可以了解到一些问题：那就是，当下社会各个阶层的工作压力，已经到了一个比较严重的境地。

我们发现，和过去30年相比，工作压力已经蔓延至整个社会。无论高层、中层还是底层，我们无一幸免地被飞速发展的社会机器所牵连。在物质生活日益丰富的同时，工作压力也无可避免地成为了物质生活的副产品，强行融入了人们的一举一动之中。

在现在这样讲求灵活多变及高效率的社会，工作压力成为一个很普遍性的问题。随着科技的不断发展，市场竞争激烈、目标营业额不断上调、工作量增加令工作的时间持续拉长、工作不稳定及不可预期、每日要处理越来越多的工作任务，加上对自我增值的要求不断增加等，这些外在因素都不断向人的极限挑战。不同程度的压力对员工来说可产生不同的作用。工作压力本身是一种中性的驱动力，压力适中可产生积极的作用可以给予人们奋斗的动力。但当所承受的压力过大且持续时，则产生消极的作用。除了会降低机构的生产力外，更可以危害工作者的身心健康，甚至破坏家庭与社会的和谐。激烈的市场竞争、日新月异的技术挑战、繁重的工作任务等各种因素都是企业员工工作压力问题的潜在根源。因此应提高对工作压力的认识，学习预防及管理工作压力的方法，借以促进员工的职业健康，及提升机构的生产力。

一、工作压力的来源

工作压力的来源很复杂，可以来自于经济、政治和科技等社会环境、也可来自于企业组织内部，也包括员工自身的因素。压力因素具有可加性，压力是逐步积累和加强的。每一个新的持续性的压力因素都在增强个体的压力水平。单个压力本身可能无足轻重，但如果在已很高的压力水平上，它就可能成为"压倒骆驼的最后一根稻草"。如表10.1所示，工作压力的主要来源如下。

说一说

在你的生活、学习和未来的工作中，哪些因素会让你觉得有压力？

表 10.1   工作压力的主要来源

压力源	主要因素	可能后果
工作条件	工作超负荷或负荷不足 工作的复杂性及技术压力 工作决策与责任 紧急或突发事件 危险的工作环境 时间变化	生产线歇斯底里症 精疲力竭 生物钟紊乱 健康受到威胁 烦恼和紧张增加
角色压力	角色模糊 角色冲突	焦虑和紧张增加 低工作满意度与低绩效 过于敏感
人际关系	缺乏接纳与支持 勾心斗角，不合作 领导对员工不关心	孤独、抑郁 敏感 人际退缩
职业发展	升职或降职 工作安全性与稳定性 抱负受挫	失去自信 焦虑增加 工作满意度与生产力降低
组织系统	结构不合理，制度不健全 派系争斗 员工无参与决策权	动机和生产力低下 挫折感 对工作不满意
家庭工作交互影响	缺乏家庭的支持 不能兼顾家庭责任	焦虑和紧张增加 身心疲惫

二、工作压力的影响

工作压力本身是一种中性的驱动力，压力适中可产生积极的作用。但当所承受的压力过大且持续时，则产生消极的作用。

1. 适度的压力能够产生积极作用

（1）适度的压力可以使员工保持一种紧张感。对员工而言，企业在管理上越规范，员工的工作紧张感越强，这越有利于发挥自己的才华为企业创造高额的利润。在适度的压力下产生的紧张感会使员工清醒地认识到目前所从事的工作的重要性，进而使员工在工作过程中时刻保持高度的工作热情。

（2）适度的压力可以提高员工的工作业绩。在工作过程中，工作压力过小或过大，工作效率都较低。压力较小时，人处于松懈状态之中，效率自然不高，但当压力超过了人的最大承受能力之后，压力就成为阻力，效率也就随之降低。所以应以一个合适的压力为标准，让员工时刻保持一种紧张感，不断激发员工的工作热情。

2. 过大而持续的压力所产生的负面影响

工作压力可以导致如表 10.2 所示的各种身心及行为征状，直接影响员工的健康。

表 10.2   工作压力对员工的影响

身体	头疼	紧张	胃痛 / 恶心
	便秘 / 腹泻	血压升高	肌肉酸痛
	经常疲劳	呼吸困难 / 胸闷	

续表

心理	焦虑	急躁	烦恼
	忧郁／沮丧	经常犯错	健忘
	思维混乱	注意力无法集中	经常性消极思维
行为	不爱交际	不安宁	粗暴行为
	失眠	自杀倾向	没有食欲／暴饮暴食
	吸烟、喝酒、吸毒		

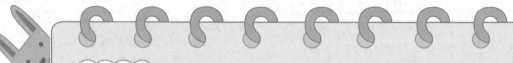

知识探究

学会识别工作压力的早期警告信号

（1）头疼。

（2）睡眠失调。这是指睡眠时间不足或质量差，人们因此而产生疲倦和种种不适的感觉，并伴随有其他症状，比如无力、警觉性差、情绪不佳、紧张等。

（3）很难集中注意力。

（4）容易发脾气。

（5）肠胃道功能紊乱。

（6）对工作不满。

（7）对人不诚实。

三、应对工作压力的措施

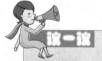

说一说

缓解压力，你有哪些好的方法可以与大家分享？

在遇到工作压力时，员工应积极采取应对措施，具体措施如下。

（1）对工作做出计划，订立缓急先后，改善时间管理。

（2）积极面对问题，跟同事与上司讨论解决问题的方法。

（3）多做运动，令体魄强健。

（4）均衡及充足的饮食，避免不健康食品，如咖啡、烟酒。

（5）充足睡眠，睡前排除杂念。

（6）学习松弛技巧。

（7）与同事、家人、朋友建立良好关系，建立支援网络。

（8）作息有序、安排工余休闲活动，发展个人兴趣。

（9）遇到困难，可向信赖的人倾诉，或找专业辅导人员或心理学家辅导。

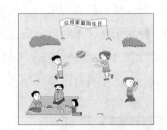

图 10.1　采取措施应对工作压力

图 10.1 所示为采取措施应对工作压力的方法之一举行户外郊游。

知识拓展

饮食调理减轻工作压力

（1）要补充富含 B 族维生素的食物，因为 B 族维生素是缓解压力的天然解毒剂，比如杂粮、麦麸、全麦面包、动物内脏、瘦肉等。

（2）要补充富含钙、镁的食物，比如奶制品、豆制品含钙较高，香蕉、荞麦、种子类食物含镁高。

（3）要补充一些富含 Omega-3 脂肪酸多的食物，如深海鱼类。

（4）多吃碱性食物，如新鲜蔬菜和水果。可以平衡体内酸碱值，缓解疲劳、减轻压力。

 测一测

你有哪些压力？你计划采取哪些措施去控制压力？

国际瞭望

国际劳工组织对职业安全与卫生标准的关注

国际劳工组织（简称 ILO）成立于 1919 年，1946 年起成为联合国的专门机构，总部设在瑞士的日内瓦。其主要职能之一就是借助国际劳工公约及建议书来制定国际劳工标准，从而推动各国劳工立法，改善劳工状况。国际劳工组织已先后制定了 188 个公约、190 多个建议书，其中 70% 的内容涉及职业安全与卫生。它制定的关于职业卫生与安全的直接标准总计为 17 个公约、1 个议定书和 23 个建议书，它们构成了职业安全与卫生基本原则的核心内容，也是解决职业安全与卫生问题的基本方法与重要手段。这些包含了国际劳工标准的公约及建议书一经会员国批准，即对该国具有法律约束力，成为各国制定或修改本国劳动法规的重要参照标准。另外，在国际劳工组织的主导下还制定了大量的职业安全与卫生的实用规程，以从专业技术上指导各国的实际工作。我国是国际劳工组织的创始会员国，1983 年恢复组织活动后与该组织展开了大量卓有成效的合作。我国已经批准加入了 25 个重要的公约及建议书。这些劳工公约、建议书以及国际劳工名下所制定的各种技术标准极大地推动了我国的劳动立法，切实地改善了劳动者的职业卫生安全的状况。

第十一课　室内空气污染及预防

案例故事

办公室室内空气污染

● 我们公司的花草每几个月就换新的，原来的都发黄了，花草如此，足说明这工作环境多不透气了。天凉了，物业把中央空调给关了，现在比夏季更闷更热，人显得很烦躁。我是互联网公司的，100m² 的地方，一百多台计算机。一进公司的大门就感觉得到很窒息。——李健

● 我们办公室更厉害，有个孕妇，因为缺氧，宝宝提前一个多月生了，多花了很多冤枉钱。我也快到预产期了，真担心了，好在快要休假了。——Cici

● 刚进了新公司，才上班不久就受不了其中的缺氧环境了。缺氧还是事小，空气不流通，里面都是氨气。——吴雅娟

● 办公室是中央空调，好几十人的大办公室，计算机比人还多，窗户和门常年关闭，在这里我都要怀疑人是不是需要氧气，因为确实找不到可以透气的口子，除了那常年无风的空调换气孔。一上班，整个人就像蔫了一样，这几个月明显感觉反应迟钝，记忆力下降。——吴力

● 我们办公室夏天空调特别凉，上班还要披个小外套。坐一天膝盖被风吹的很不舒服。我们都开玩笑说办公室是冰箱。——Yoyo

● 办公室的中央空调吹出来的风总觉得不新鲜，有陈腐的味道。和物业也反映了很多次，要求清洗过滤网，但是几乎没有什么好转。——于秀敏

● 我已是中年了，不知道那些小年轻什么感觉。夏天办公室空调吹一天浑身都不舒服，冬天又太热，闷得透不过气来。——郭卫国

以上是对于办公室空气以及空调感受方面随机采访一些公司白领。办公环境已成为越来越多白领所关注的问题，在一天当中，大部分时间都是在办公室度过。因为空气引起身体的不适，已成为众多白领关心的重要问题。

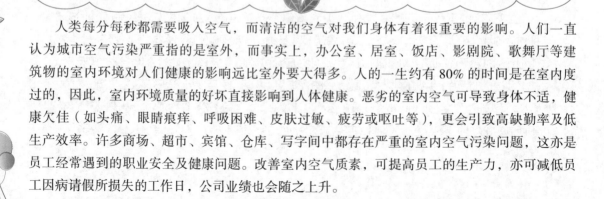

人类每分每秒都需要吸入空气，而清洁的空气对我们身体有着很重要的影响。人们一直认为城市空气污染严重指的是室外，而事实上，办公室、居室、饭店、影剧院、歌舞厅等建筑物的室内环境对人们健康的影响远比室外要大得多。人的一生约有 80% 的时间是在室内度过的，因此，室内环境质量的好坏直接影响到人体健康。恶劣的室内空气可导致身体不适，健康欠佳（如头痛、眼睛痕痒、呼吸困难、皮肤过敏、疲劳或呕吐等），更会引致高缺勤率及低生产效率。许多商场、超市、宾馆、仓库、写字间中都存在严重的室内空气污染问题，这亦是员工经常遇到的职业安全及健康问题。改善室内空气质素，可提高员工的生产力，亦可减低员工因病请假所损失的工作日，公司业绩也会随之上升。

常见的存在室内空气污染的场所如图 11.1 所示。

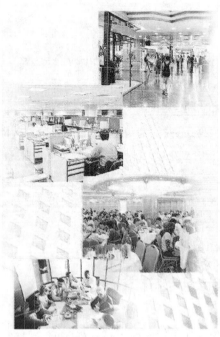

图 11.1 常见的存在室内空气污染的场所

一、影响室内空气质量的原因

1. 室内空气污染物的种类

室内空气污染主要有二氧化碳、一氧化碳、甲醛、挥发性有机化合物、氡、可吸入粉尘、烟气、细菌等。室内空气污染物包括化学性污染、生物性污染和微粒污染。

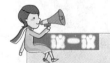

有哪些你所知道的导致室内空气污染的原因？

（1）化学性污染是指因化学物质，如甲醛、苯系物、氨气、氡及其子体和悬浮颗粒物等引起的污染。化学污染物的源头包括二手烟、复印机产生的臭氧，装修及使用于楼宇内的其他物品的排放物，如办公室设备、家具、墙壁和地板，清洁用品等。

（2）生物性污染是指因生物污染因子，包括细菌、真菌（包括真菌孢子）、花粉、病毒和生物个体引起的污染。室内充溢高水平的细菌、过滤性病毒、真菌（包括霉菌），是可能由于楼宇维修保养欠妥、漏水、湿度控制不当、凝结作用等因素造成，也可能由进入楼宇内的人士带入，或经由渗入或抽入室内的空气所散播。

（3）微粒是指悬浮于空气中的固体或液体物质。尘屑、污垢或其他物质的微粒均可从户外带进楼宇内，或由楼宇内的某些活动而产生，如印刷或影印文件、操作某种设备及吸烟等。

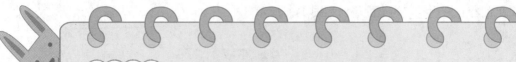

知识探究

室内环境调查报告

北京市疾病预防控制中心曾公布了一份历时 7 年的室内环境调查报告。被调查的 1 万多人生活在北京新建或新装修的 10 多个小区和 30 多家高档宾馆、写字楼、会议中心和实验室。结果发现，室内污染包括化学、物理、生物、放射性物质 4 大类的 50 余种，其中，甲醛、苯和挥发性有机物超标 20 ～ 30 倍，最高竟达到了 40 倍。被调查者中，头痛、头晕、乏力、睡眠不好的占 30%；有皮肤性黏膜刺激症状的占 30% ～ 40%；有胸闷、喉部问题的占 30% ～ 40%；鼻炎占 40% 左右。

2. 常见的室内空气污染物的来源

常见的室内空气污染物的来源如图 11.2 所示。

（1）人体自身的新陈代谢活动，如呼出的 CO_2，散发的体味等。

（2）使用微波炉加热食物或在工作场所进食，都能产生气味和污染物。

（3）吸烟释放的烟雾、香水。

（4）人与人之间传播的病毒或细菌。

（5）由建筑物料释放的尘埃、玻璃纤维、射线等。

（6）从家具、地毯或油漆散发出来的气体。

（7）从清洁剂、溶剂、杀虫剂、消毒物品及胶水散发出来的有机挥发化合物。

（8）细菌、真菌、花粉，以及于潮湿环境或污浊死水滋生的蚊虫。

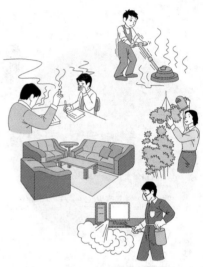

图 11.2　常见的室内空气污染的成因

（9）从复印机、电动机、静电空气清新机产生出来的臭氧。

（10）抽取新鲜空气的入口位置接近空气污染来源。

（11）久未清洗的冷气风槽，内里隐藏了很多尘埃及病菌，包括伤风感冒、肺结核、哮喘等。

3. 室内空气污染的特征

由于所处的环境不同，室内空气污染与大气空气污染的污染特征也不同。室内空气污染具有如下特征。

（1）累计性。室内环境是相对封闭的空间，其污染形成的特征之一是累计性。从污染物进入室内导致浓度升高，到排出室外浓度渐趋于零，大多需要经过较长的时间。室内的各种物品，包括建筑装饰材料、家具、地毯、复印机、打印机等都可能释放出一定的化学物质。如不采取有效措施，它们将在室内逐渐积累，导致污染物浓度增大，构成对人体的危害。而在通风较好的室内环境中污染物的浓度一般较低。

（2）多样性。室内空气污染的多样性既包括污染物种类的多样性，又包括室内污染物来源的多样性。室内空气中存在的污染物既有生物性污染物如细菌；化学性污染物如甲醛、氨气、苯、甲苯、一氧化碳、二氧化碳、氮氧化物、二氧化硫等；还有放射性污染物氡气及其子体。室内空气污染物的来源既有室外污染源，又有室内污染源。例如，臭氧和汽车尾气很有可能通过建筑物的空调换气装置向室内渗透。而装修用的人造板材、墙纸、涂料油漆、家具等会在室内长期释放出大量的甲醛、可挥发性有机物等有机污染物。

（3）污染物浓度低、时间长、危害大。就室内空气污染物的某一种污染物来说，其浓度远低于《工业企业卫生标准》（TJ36—79），但它对人们的危害却是不可忽视的。大多数人大部分时间处于室内环境，即使浓度很低的污染物，在长期作用于人体后，也会影响人体健康。

（4）受气候和社会条件的影响。室内空气污染是在人工环境中产生的，不是自然现象，是受包括社会文明程度、技术经济发展水平、民族风俗习惯等多方面的社会条件因素的影响，另外，气候对室内空气污染也有影响。

知识探究

病态建筑综合症（SBS）

根据世界卫生组织（WHO）1983 的定义，病态建筑综合症（SBS）是因建筑物使用而产生的症状，包括眼睛发红、流鼻涕、嗓子疼、困倦、头疼、恶心、头晕、皮肤瘙痒等。室内空气质量是造成病态建筑综合症的最主要原因。

室内空气质量变差，其原因主要是大量新型建筑材料、装潢材料、涂料及黏结剂被采用，不断释放出有毒害气体；新型办公设备如复印机使用会产生臭氧 O_3；大量使用高效清洁剂、杀虫剂、除臭剂等挥发性有机化合物导致种类繁多的化学品进入室内环境。此外，由于室外工业排放物和汽车尾气排放造成大气污染程度加重，使更多的污染物进出室内，造成室内空气质量进一步下降。

20 世纪 70 年代的全球能源危机，使制冷空调系统这一能源消耗大户面临严重考验，节能降耗成为空调系统设计的关键环节。为了降低空调能耗，人们一方面提高建筑物的气密性和热绝缘性，同时降低室内最小新风量标准，导致了室内有害物由于得不到新风稀释而浓度提高，引起了室内空气环境恶化，以致长期在室内工作的人们，出现"病态建筑综合症"症状。

世界卫生组织（WHO）估计，目前世界上有将近 30% 的新建和整修的建筑物受到 SBS 的影响，大约有 20% ~ 30% 的办公室人员常被 SBS 症状所困扰。由于室内空气品质下降而造成工作效率下降和员工缺勤增加，造成产品损耗，员工病假和直接医疗费用等大量的经济损失。

二、室内空气污染对人体的影响

室内空气污染物主要有二氧化碳、一氧化碳、甲醛、挥发性有机化合物、氡、石棉、可吸入粉尘、烟气、细菌等。一些污染物，如细菌、一氧化碳、氡、石棉等直接影响人员的健康，而甲醛、粉尘、烟气等会导致人体极不舒适，甚至厌恶，这些感觉会导致生产率的下降。

室内空气质素欠佳，对健康或会产生以下各种即时及慢性的影响。

1. 即时影响

接触高水平的室内空气污染物，或会即时令眼、鼻及喉部有刺激反应、头痛、头昏及疲劳。这些即时的不适一般仅会持续短暂时间，而且可以治愈。此外，有些人接触某些室内空气污染物之后，不久便会出现某些病症，如哮喘、过敏性肺炎及增湿器发热症。

2. 慢性影响

有些病况在接触室内空气污染物数年后，或长期或多次接触室内空气污染物后才出现，如呼吸系统疾病、心脏病，甚至癌症。

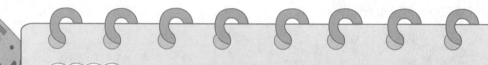

知识探究

空调病的症状

（1）一般来说，凡是与空调有关或空调引起的相关疾病，就能称之为"空调病"。

（2）现在最常见的"空调病"就是因为使用空调而引起的上呼吸道感染、急性肠炎等。

（3）"空调病"的表现症状也与感冒差不多，就是发热、发烧、腹泻、恶心、呕吐，甚至引起支气管哮喘。

三、改善室内空气质量的措施

下列是一些有助改善办公室内的空气品质及有效地稀释空气污染物的提示。

1. 确保大厦内有足够的新鲜空气供应

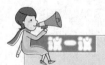

说一说

为何每个员工都应该分担改善室内空气质量的责任？"从我做起"，员工可以如何来改善室内空气质量？

发挥新风效应，既要注重新风的量，更要注重新风的质。引入低污染的新风，同时减少或者消除新风处理、传递和扩散过程中的污染，做到以下几点：

（1）合理选择新风取风口的位置，入风口远离外间空气污染源头。

（2）加强抽入新鲜空气及更新空气的频率，以达到每小时更新空气6~8次。

（3）加强新风和回风的过滤处理。

（4）提倡新风直接入室，缩短新风年龄，减少途径污染。

（5）合理布置送排风口，充分将新鲜空气送入工作区，减少送风死角，以提高室内的换气效果，充分稀释室内污染物浓度，从而提高空气品质。

（6）不要阻塞通风口或排气管，以免扰乱机械通风和空调系统的送风平衡或影响毗邻工作场所的通风。

（7）如员工发觉自己所处的地方过热、过冷、不通风或通风过甚，应通知物管。

2. 控制污染物的源头

（1）减少空调系统的潮湿面积，控制细菌的生长繁殖。

（2）定期的清洗和更换过滤器。

（3）建议你的承办商采用挥发性有机化合物含量较低的装修物料。

（4）实施禁止吸烟（见图 11.3）政策或限制只能在有独立通风设施的吸烟区才可吸烟。

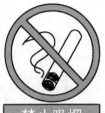
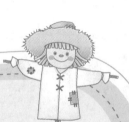

图 11.3 禁止吸烟

（5）影印机、激光打印机等运作时会产生臭氧，应将之放置于有独立抽风或空气流通的地方。

（6）易腐烂的食品应存放在冰箱内，以免产生难闻气味。

（7）装修工程和防虫等工作应安排在楼宇没有人使用的时段进行。

案例分析

● 案情

2008 年某日供应午餐时间，在烟台市某饭店 8 楼上的职工餐厅厨房内，厨师们正在为吃饭的职工准备着午餐。一个正在做红烧肉的大师傅，刚转身准备将做好的菜摆放整齐，突然看见抽排烟道冒出了火苗，瞬间蔓延至烟道顶部和厨房。近在咫尺吃饭的几名员工慌忙逃出餐厅，部分员工一边救火一边拨打了 119。由于火灾现场太高，几名消防队员快速上楼用消防设备，才将大火扑灭，30 多平方米的厨房毁于一旦。

● 问题

（1）造成这一事故的原因是什么？

（2）应采取什么措施来避免这样的事故发生？

● 分析

（1）排烟管道积油，引发大火。常年不清理的厨房排烟管道，已成为酒店餐厅引发火灾的重大隐患。

（2）经常清洁抽油烟设备。

（8）迅速清理及报告有关漏水事宜，以减低霉菌或真菌等微生物的滋生。

（9）定期清洁地毡及纤维家具等较易藏污纳垢及难于清洗的物料。

（10）将垃圾妥善弃置在合适的容器内，并每日清倒，以免散发异味及受生物污染物污染。

先认真阅读表 11.1 中所示的内容，并熟记各种污染物的源头和改善措施，再将表 11.2 中相关的污染物、源头和改善措施用箭头联系起来。

表 11.1　　　　　　　　　　　　　常见的室内空气污染物

污染物	源头		改善措施	
二氧化碳（CO₂）		呼吸		确保有足够新鲜空气供应
一氧化碳（CO）		燃烧气体		提供独立抽风设施
臭氧（O₃）		影印机		使用装有臭氧过滤器的影印机
甲醛（HCHO）		装修物料及家具		"户外风吹"家具
氡气（Rn）		含花岗石的混凝土建造物料		使用墙纸

续表

污染物	源头		改善措施	
二氧化氮（NO$_2$）		燃烧气体		提供独立抽风设施
挥发性有机化合物		油性油漆		使用水剂油漆
可吸入悬浮粒子		尘埃		使用空气过滤系统
二手烟		点燃着的香烟	禁止吸烟 NO SMOKING	采用禁烟政策
空气中的细菌		污染的隔离网		定期清洗／更换隔尘网

表 11.2   测一测题图

污染物	源头	改善措施
空气中的细菌	尘埃	确保有足够新鲜空气供应
二手烟	污染的隔离网	使用装有臭氧过滤器的影印机
臭氧	呼吸	采取禁烟政策
可吸入悬浮粒子	影印机	使用空气过滤系统
二氧化碳	点燃着的香烟	定期清洗／更换隔尘网

第十二课　工作间的人机工效学

计算机后遗症——"颈肩腕综合症"

在一家外企公司市场部门的程小姐，这两天真倒霉，好好的，脖子忽然不能转了，跟人说话时得斜着眼睛看人，要不就得转身。分析了半天，不像是落枕。在一家 IT 公司做内容编辑的邱小姐工作很忙，一天下来待在计算机前的时间得有十几个钟头，有时忙得连水都顾不上喝，累得肩膀酸、手腕痛、手指发麻。到医院一查，医生告诉她们一个新名词——她们得的是计算机时代的"时髦"病，叫"颈肩腕综合症"。

肩膀酸痛最常见的原因，是由于不良坐姿引起的。同一姿势保持太久，使脖子和肩膀周围的肌肉紧张，导致酸痛感。腕关节的病痛是由于长时间使用计算机，腕部的神经受到压迫所致，会出现手指麻木、疼痛的感觉，严重的甚至会造成萎缩，影响工作和生活。

类似图 12.1 的不正确坐姿的情况很多。

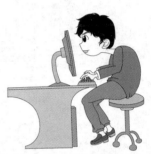

图 12.1　不正确的计算机操作姿势对身体造成危害

人机工效学是一门关于人、对象及环境间的相互关系的应用研究。在工作环境中，对象包括椅子、桌子、机器和车间。人机工效学用科学的数据把对工作场所硬件系统的设计与人的体力、体形以及表现联系起来。通常，人机工效学设计侧重在对工具、设备及工作场所进行设计，使得作业更能够与人相适应，而不是要求人适应这些因素。通过细致的人机工效学设计可以改善"适配"性，同时提高职业的福利性。它还可以使员工感到满足，提高效率。

对工作进行设计并使设备和工作相适应，可以减少失误和减少对健康的损害和事故。通过采用人机工效学的解决方案，可以改善：①对操作者不舒适的作业场所；②让使用者感到不便的手工工具；③不容易为操作者辨认及使用的开关及阀门；④使人容易感到疲劳的作业。研究表明，采用人机工效学的解决方案，对作业条件进行优化，可以极大提高生产率。

本课选取商业和服务业中典型的坐姿岗位——计算机操作人员和站姿岗位收银员，提供人机工效学建议，以期工作环境更加舒适，以减少对员工的健康损害与事故。其他的工作岗位将不一一介绍，但如果与这两个岗位类似的话，也可以借鉴，并根据岗位进行适当的调整和修改。

一、计算机操作的人机工效学

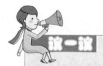

说一说

在计算机操作中可能有哪些因素造成人的疲劳或损伤？

计算机的普遍使用产生新的健康问题。长时间使用荧光显示装置（VDU）可令眼部不适。在使用键盘时，长时间伸手腕或者是由于办公台边对手腕造成的直接压力，亦会引致手部不适。使用不良设计或不配合使用者身体的工作台及座椅或过长时间坐着工作缺乏伸展，可能会造成背部和腿部肌肉痛、关节和腱发炎。

（一）工作间组件

一般使用计算机的工作间如图 12.2 所示，它由以下组件构成。

（1）主机及显示器。

（2）办公家具，如椅子、工作台和文件柜。

（3）周边设备及用具，如打印机、电话、文件夹和文具。

（4）周围的工作环境，如照明、温度、湿度、噪声及通风。

（二）工作间的人机工效学设计

工作桌及座椅的高度与尺寸、器材及用具的摆放位置以及周围的工作环境的设计，均需要与使用者相配合，以方便其保持正确工作姿势，才可舒适地操作计算机工作，保障职业安全及健康。如图 12.3 所示，下面分 6 个方面来介绍工作间的人机工效学设计原则。

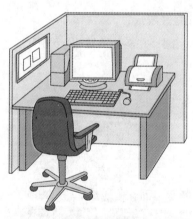

图 12.2 工作间

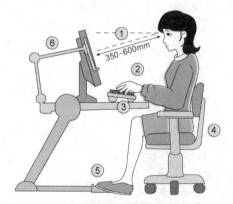

图 12.3 工作间的人机工效学设计

1. 显示屏

（1）屏幕显示清晰、分明而稳定的图像。

（2）图像的亮度和对比度应可调校。

（3）屏幕应可以转向及调校倾斜度，以配合操作员的需要。

（4）屏幕摆放的位置应与操作员保持舒适的观看距离（350 ~ 600mm），而屏幕的最顶一行字样适宜在或略低于眼睛的水平线上。

（5）屏幕与视线成直角。

2. 键盘

键盘操作如图 12.4 所示。

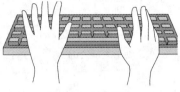

图 12.4　键盘操作

（1）键盘薄身及可调校倾斜度。键盘的倾斜度要调校至适中的输入角度，过分倾斜的键盘会令手腕过度屈曲。

（2）键盘可与显示屏幕分离，以便操作员可以采取舒适的工作姿势。

（3）键盘表面不应反光，宜采用中性柔和的颜色。

（4）键上的字体和符号应清楚及容易辨认。

（5）键盘前面应有足够的空间来承托双手。

（6）键盘的摆放位置应使操作时前臂大约成直角。

（7）如需作长时间键盘操作，可考虑使用手腕垫，来减轻手部的压力。

3. 工作台

工作台如图 12.5 所示。

（1）工作台的高度应配合使用者的身材及所需的工序。

（2）台面应有足够空间让使用者放置屏幕、键盘、鼠标等设备，以及放置电话、文具及其他需使用的工具，亦要确保有足够空间让使用者操作它们。

（3）常使用的用具应放置在触手可及的范围内，如图 12.6 所示。

（4）台下应有足够深度及阔度让使用者膝部前有足够空间，并能舒适地放置双脚。

（5）台边最好是圆滑的，以免压迫手腕。

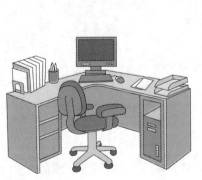

图 12.5　工作台

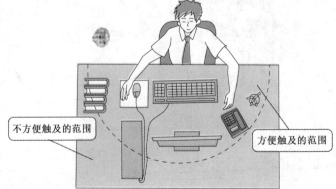

不方便触及的范围

方便触及的范围

图 12.6　工作台方便触及的范围

4. 座椅

（1）座椅应可供使用者调校高度。

（2）可转动的座椅能方便让使用者活动，但要留意座椅的稳固性。一般而言，可转动的座椅应配以滑轮式五点座脚。五轮座椅如图 12.7 所示。

（3）应有可为腰背提供足够承托的靠背板。

（4）座板的大小应配及使用者的大腿长度，不可过大亦不可太小，应让使用者可把背部贴紧靠背板之余，又可为大腿提供足够承托。座板的软硬度要适中，前端最好为圆斜型。

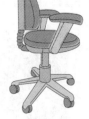
图 12.7 五轮座椅

（5）按工作情况及使用者需要而决定是否需要扶手。但若有使用显示屏幕设备，而台面或键盘架又没有足够空间承托使用者双手，则必须提供扶手。

5. 脚踏

如座椅过高，操作员双腿不能平放在地上，则应提供稳固的脚踏来承托下肢，如图 12.8 所示。

6. 文件架

如需通过阅读文件输入资料，应使用稳定和可调的文件架（见图 12.9），以便操作，亦可避免不良的颈部姿势和动作。

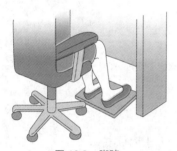
图 12.8 脚踏

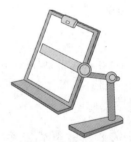
图 12.9 文件架

（三）工作环境的人机工效学设计

1. 适当的照明度

显示屏幕的操作应配合适当的照明和辅助照明设施，舒适的亮度宜为 300 ~ 500 勒克斯（Lux）。

2. 避免反光及眩光

（1）避免把屏幕摆放在照明装置之下或近于窗口，以免产生反光及眩光的情况，令眼睛不适。

（2）光源及窗户应与屏幕成直角，在窗户上安装可调校窗帘，用窗帘遮挡过强的阳光。

（3）墙壁、地面及家具均应选择不反光的质料。

（4）确保台灯只照射文件而非照着荧幕。

错误的光源及正确的光源分别如图 12.10 和图 12.11 所示。

3. 控制噪声

（1）工作间范围内的周边设备如打印机、复印机发出的声音，可能对雇员造成滋扰；应尽量控制会发出噪声的设备，如分隔设备与工作间范围或设置屏障阻隔噪声。

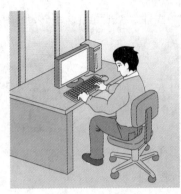

图 12.10　错误的光源

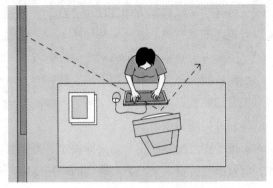

图 12.11　正确的光源

（2）对于一般的计算机工作，噪声水平宜控制在 60 分贝（A）以下。

4. 适当的温度和湿度

应把工作间的温度和相对湿度控制在适当舒适的水平；室内温度应保持 23℃ ~ 26℃（夏季）或 20℃ ~ 24℃（冬季），而相对湿度应为 40% ~ 70%。

5. 保持新鲜空气的供应

工作间应有良好的通风，以保持新鲜空气的供应，如图 12.12 所示。

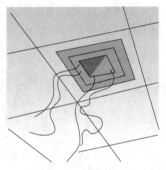

图 12.12　良好的通风

（四）良好的计算机操作姿势和习惯

1. 观看屏幕

（1）将显示器和键盘放置在正前方，显示器与眼睛保持 350 ~ 600mm 的距离，显示器屏幕与视线等高或略低。

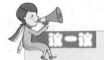

操作计算机时，哪些姿势和习惯是正确的？

（2）调校屏幕的转向和倾斜度至舒适的观看角度，避免颈部过度伸展或屈曲。

（3）调整显示器的倾斜度、对比度和亮度设置，以及照明环境（如吊灯、台灯以及附近窗户的窗帘或百叶窗），以尽可能减少显示器屏幕的反光和闪烁。

（4）选择屏幕上文字的大小，以能清楚阅读为原则。

2. 键盘输入

（1）操作时前臂保持水平，手腕处于自然舒适的位置，应平直或轻微倾斜。

（2）使上臂自然垂放于身体两侧，前臂与手臂大约成直角。

（3）打字力度宜轻柔，以免手指过分拉紧。

键盘输入的手部正确与错误姿势如图 12.13 所示。

3. 鼠标输入

（1）鼠标应靠近摆放，避免过度伸展前臂，注意操作时手腕应保持平直。

（2）以桌子支撑前臂，不要把鼠标握得太紧，手指应轻轻按着鼠标键。

使用鼠标的正确与错误姿势如图 12.14 所示。

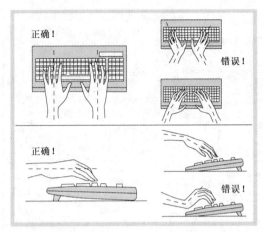

图 12.13 键盘输入的手部正确与错误姿势

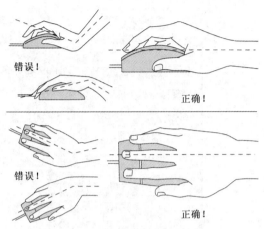

图 12.14 使用鼠标的正确与错误姿势

4. 坐姿

正确的坐姿如图 12.15 所示。

（1）坐姿要挺直，避免扭转侧身的坐姿，并须善用靠背来承托要腰背的负荷。

（2）坐直，双脚放在地板上，大腿保持水平。

（3）坐在椅子上时，确保腿的重量落在双脚上，而不是座位的前缘，避免座位的前缘对腿部及膝盖背面造成压力，尤其个子矮小人士，可使用脚踏改善情况。

（4）切勿长时间维持同一坐姿，应间歇转换姿势来促进血液循环。

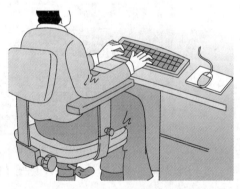

图 12.15 正确的坐姿

5. 合理安排工作和休息

（1）安排工间小休，以舒展因持续的键盘操作所导致的疲劳。

（2）除操作计算机外，应编排其他不同类型工作，如复印或档案整理，这样不但可以减少固定或重复性动作，也可以给予身体不同部位轮流休息的机会。

（3）如长时间观看显示屏幕，可间歇远望景物来舒缓眼睛疲劳，亦可做一些眼部运动。

（4）如操作计算机的时间过长，上肢及腰背肌肉会容易疲累。平日休息时可以考虑做一些简单的上肢及颈背伸展运动，除可松弛神经外，亦有助舒缓筋骨及预防劳损。

二、收银员岗位的人机工效学

（一）收银台的人机工效学设计

收银台的设计应遵循以下的人机工效学原则。

1. 工作台面

（1）在优选工作区作业。

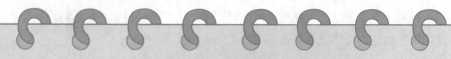

知识探究

最佳的和优选的工作区

最佳和优选的工作区作业有助于提高工作效率和舒适度（见图12.16）。在这些区域，提举和伸手触及的动作最安全。在这些工作区之外的操作会导致非中性的身体姿势，增加受伤的风险。这对于提举重的物品这种动作尤为重要。

最佳工作区：

（1）手臂微微弯曲时，手尽可能向前伸所触及到的地方范围内；

（2）与肩膀同宽；

（3）上限是心脏高度；

（4）下限是腰部高度。

优选工作区：

（1）手臂伸直时，手尽可能向前伸所触及到的地方范围内；

（2）肩膀两侧1英尺内；

（3）上限是肩膀的高度；

（4）下限是手臂垂放时指尖的位置。

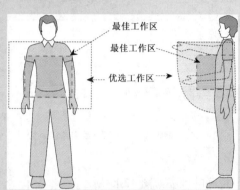

图12.16　最佳的和优选的工作区

（2）调整收银台的高度以达到收银员的腰部高度，如图12.17所示。

（3）使用正向面对的收银台（见图12.18），可避免身体扭转，减少伸手触及的动作，扩展两侧的视野。

（4）收银的计算机屏幕放在眼睛高度略微以下的地方。

（5）键盘放在支架上，可以在优先工作区中调节高度、水平距离和倾斜角度。

（6）把经常使用的东西，如现金抽屉或者打印机等，置于水平方向上容易触及的地方。

（7）把收银员能够接触到的坚硬的、锐利的边角变得圆润，或者增加衬垫，甚至将其拿掉。

2. 工作台下方

工作台下方设计如图12.19所示。

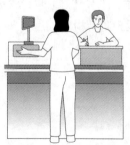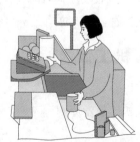

图12.17　收银台的高度达到收银员腰部的高度　图12.18　正向面对的收银台　图12.19　工作台下方的设计

（1）在工作台下面为脚趾留出足够的空间。脚趾空间让收银员可以距离收银台更近一些，减少伸手触及的需要。

（2）为收银员提供脚搭。交替让脚休息以帮助缓解脚的疲劳。

（3）在员工长时间站立的地方使用脚搭或者防疲劳垫。与站在地板上相比，站在抗疲劳垫上能够明显地改善舒适程度。

（4）考虑使用收银柜台，收银员可以坐着或者站立工作，并且配备可以调节的坐/站椅子，并有在收银员后仰的时候能够提供腰部支撑。

3. 传送带

传送带的设计如图 12.20 所示。

（1）使用电动传送带把物品送到收银员身边，而不用伏身去伸手把它们拿过来。

（2）传送带距离收银员尽可能近，避免或者尽可能减少收银员伸手触及的动作。

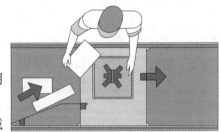

图 12.20　传送带的设计

（3）使用一个"扫帚"类的东西把物品移送到收银员伸手可及的地方。

（4）传送带末端靠近条码扫描仪，但是又留有一定的空间可以调整物品的方向，不至于让传送带把物品直接推到条码扫描仪前（会造成物品拥堵和相互挤压）。

4. 扫描仪

扫描仪的设计如图 12.21 所示。

（1）扫描仪和传送带置于同样的高度，这样物品只要滑动到扫描区即可，不用提举起来；对于体积较大的物品，使用扫描器或者扫描的蜂鸣声，避免用手搬动它们。

（2）考虑使用键盘输入相同物品的数量，而不是逐个物品扫描。

（3）扫描仪连续两次无法阅读条码信息，就是要键盘输入代码。

（4）定期维护扫描仪，清理脏污的物品盘，并更换划伤的那些。

（5）使用承重/扫描一体设备。

5. 打包台

（1）提供高度可以调节的打包台（见图 12.22）。在打包区，塑料袋的顶部略低于传送带。

（2）使用有手柄的包裹。手柄使得搬运包裹更加容易，压力也较少。

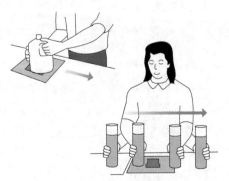

图 12.21　扫描仪的设计

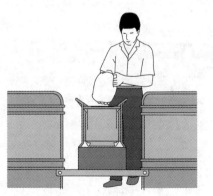

图 12.22　打包台

（二）收银员的推荐工作姿势

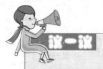

收银时，哪些姿势和习惯是正确的?

图 12.23 所示为舒适的身体姿势。使用推荐姿势以外的姿势一般来说会浪费身体的能量和运动，也会增加受伤的风险。不时地改变一下姿势，并在作业之间做一些伸展活动也是非常重要的，这会增加血液循环，减少疲劳。

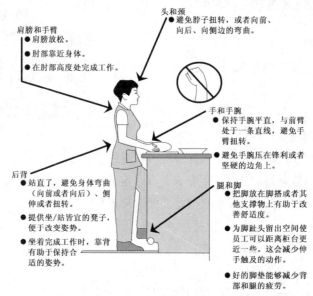

肩膀和手臂
● 肩膀放松。
● 肘部靠近身体。
● 在肘部高度处完成工作。

头和颈
● 避免脖子扭转，或者向前、向后、向侧边的弯曲。

手和手腕
● 保持手腕平直，与前臂处于一条直线，避免手臂扭转。
● 避免手腕压在锋利或者坚硬的边角上。

后背
● 站直了，避免身体弯曲（向前或者向后）、侧伸或者扭转。
● 提供坐/站皆宜的凳子，便于改变姿势。
● 坐着完成工作时，靠背有助于保持合适的姿势。

腿和脚
● 把脚放在脚搭或者其他支撑物上有助于改善舒适度。
● 为脚趾头留出空间使员工可以距离柜台更近一些。这会减少伸手触及的动作。
● 好的脚垫能够减少背部和腿的疲劳。

图 12.23　收银员的推荐工作姿势

模拟收银员工作的情景，练习正确的工作姿势。
1. 扫描
2. 收银
3. 打包

1. 做好对计算机操作的设备和环境的人机工效学设计，利于操作人员保持正确、舒适的工作姿势，避免重复动作对身体的伤害。根据以下几个方面，谈谈计算机操作岗位的人机工效学要点。
（1）显示器；（2）键盘；（3）工作台；（4）座椅；（5）脚踏；（6）工作环境。
2. 保持良好的计算机操作姿势，有利于计算机操作人员避免身体损伤，保持职业健康，以 3～5 人为一组，请根据以下几个方面，相互检查操作姿势是否正确，并纠正。
（1）观看屏幕；（2）键盘输入；（3）鼠标输入；（4）坐姿。

第十三课　与工作有关的福利设施

案例故事

工作效率与厂区福利设施设置相关

某工厂老板为了降低成本，不设立员工休息室和干净的饮水区，员工在高压工作环境下，频频生病，而耽误了工期，老板这时意识到了员工的福利设施的建立是保证工厂正常运行的必要条件。

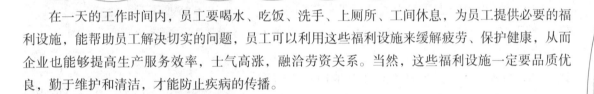

在一天的工作时间内，员工要喝水、吃饭、洗手、上厕所、工间休息，为员工提供必要的福利设施，能帮助员工解决切实的问题，员工可以利用这些福利设施来缓解疲劳、保护健康，从而企业也能够提高生产服务效率，士气高涨，融洽劳资关系。当然，这些福利设施一定要品质优良，勤于维护和清洁，才能防止疾病的传播。

一、饮用水

在工作中，特别是在高温环境中，饮用水是非常重要的。如果企业不提供安全的饮水设施，员工就会感到口渴并慢慢脱水而增加疲劳，或者引用不洁净的水而感染疾病，极大影响生产效率。

1. 饮用水设施的位置

饮水设施离员工工作场所近一些，可节省取水的时间。要把储水设备放置在每组员工的附近，但又不能将饮水设施放在卫生间或洗手间内，也不能放置在危险设备附近及可能受到粉尘、化学品或其他物质污染的地方。夏季保持饮用水的清凉很重要，把饮用水放置在凉爽的地方，不要放置在日光下或有热源的地方。

2. 饮用水的卫生要求

企业应该为员工提供干净卫生的饮用水。

（1）即使容器内加入的是新鲜水，但如果放置几天，水也会变得不再卫生，因而需要经常更换。

（2）饮用水容器应选择易于清洁的材质。

（3）如果怀疑饮用水受到了污染，应彻底煮沸并进行适当的过滤或处理。

（4）在使用新的水源做饮用水前，一定要对其质量做出测试。

（5）只有保证清洁卫生的前提下，才能饮用供水管线中的水。

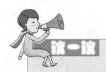

谈一谈

如何保持饮水杯的清洁卫生？

（6）注意要区分开饮用水和非饮用水龙头，应在每一饮用水龙头处安置"安全饮用水"标识。

3. 饮水杯的清洁

员工在工间饮水，应该使用卫生清洁的饮水杯。

（1）员工间不要混用饮水杯，以免传播疾病。

（2）不提倡用一次性纸杯饮水。打开包装放在工作场所的一次性水杯，有被污染的危险，卫生状况难以保证；一次性纸杯随用随扔，造成很大浪费，增加成本；产生大量垃圾，不环保。

（3）提倡员工自备水杯。员工自备水杯，这样易于员工区分各自的水杯，避免混用；也便于员工自己负责清洁，保持良好的卫生。

（4）最好采用喷水式饮水设备（见图13.1）。在保证饮用水安全的前提下，在工场设置喷水式水龙头是最好的选择。可装有喷水式引水口或其他饮水口或饮水杯，喷水龙头设计不能有棱角并能防止水的喷溅，水出口应在池边缘上方或溢流面的上方，以防止被废水污染，水出口应由防止饮用者嘴唇与之接触的保护罩。

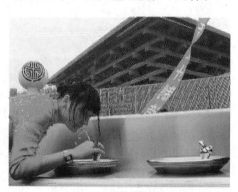

图 13.1 世博会的直饮水机

4. 饮水设施

此类设施应由专人负责清洁和必要的维护。

知识探究

生活卫生用水的安全标准

一般要从3个方面来保障饮用水的安全和卫生。

（1）确保饮用水感官性状良好；

（2）防止介水传染病的爆发；

（3）防止急性和慢性中毒以及其他健康危害。

控制饮用水卫生与安全的指标包括4大类。

（1）微生物学指标。饮用水中的病原体包括细菌、病毒以及寄生型原生动物和蠕虫，其污染来源主要是人畜粪便。微生物污染可造成传染病的爆发，理想的饮用水不应含有已知致病微生物，也不应有人畜排泄物污染的指示菌。

（2）水的感官性状。一般饮用者不应察觉水有颜色，而且也应无异常的气味和味道，水呈透明状，不浑浊，也无用肉眼可以看到的异物。如果发现饮用水出现浑浊，有颜色或异常味道，那就表示水被污染了。

（3）一般化学指标。化学指标包括总硬度、铁、锰、铜、锌、挥发酚类、阴离子合成洗涤剂、硫酸盐、氯化物和溶解性总固体。这些指标都能影响水的外观、颜色、味道，因此规定了最高允许限值。

（4）毒理学指标。饮用水中有毒化学物质污染会危害人们的健康，化学物质引起健康问题往往是由于长期接触所致的有害作用，特别是蓄积性毒物和致癌物质的危害。在极特殊的情况下，也会发生大量化学物质污染而引起急性中毒。

二、卫生设施

1. 配备卫生设施的重要性

用于清洁的卫生设施很重要，原因如下。

（1）在使用化学品或其他危险物质如重金属的地方，要保持场所和个人卫生，以防止化学品通过皮肤被吸收或吃饭时被误食，也能防止员工将这些有害物质带回家。

（2）食入脏物和尘垢会引起疾病，影响员工健康，这也很令人厌恶并降低员工的工作积极性。

（3）饭前便后洗手是最基本的卫生要求。

2. 配备卫生设施的注意事项

数量充足、便利的卫生设施可避免员工走远路、等待和烦躁。企业应为员工提供充足清洁的卫生设施，并注意以下的几点。

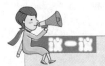

如何"从我做起"，保持卫生间的清洁卫生？

（1）厕所要设置足够的蹲位。男厕所的小便器数量应与蹲位数相同。

（2）为了迅速、适宜地清洗，必须提供肥皂，可以是普通的块状肥皂、洗涤剂，在某些有特殊岗位的企业可能需要配备除油洗液。

（3）应提供纸巾、卷筒纸，或在墙壁上安装电动烘干机。

（4）洗手处应配备镜子，方便员工整理装容。

（5）在洗手处设置垃圾箱，保持整洁干净。

（6）卫生设施要便于维护，便于清洁和降低维护费用。避免使用木质地板，墙与地面最好使用瓷砖，或至少要保证地面光滑，容易清洁。洗手池和便池也要使用瓷制品。

（7）卫生间要采取防滑措施，避免滑倒事故。要采用防滑地砖，保持清洁干燥。

良好的卫生设施，能够保证员工的身体健康，防止疾病和中毒，也能提高员工的士气和工作积极性。

三、储物柜和更衣室

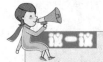

"从我做起"，为保持更衣间和储物柜的清洁卫生，我们应该怎样做？

为了企业的整体形象，很多企业要求员工穿着制服；也有的企业为员工提供工作条件所要求的制服、特殊工作服（如有必要也包括适合的鞋子）或防护服。整洁、设计良好的、配有企业标志的工作服会使员工更有归属感，增加忠诚度。专门设计的工作服也有助于减少事故的发生。

保存衣服和其他个人物品的设施，比如衣帽间、衣服架、储物柜和更衣室（见图13.2），可极大地帮助保持个人卫生、整洁的良好形象，也可避免个人财物被盗而产生焦虑和矛盾。这些设施放置的位置不应妨碍工作、阻挡光线或通风，应当保证衣服和个人财物安全，不受损坏或丢失。这些设施可放置在专设的衣帽间或更衣室内，或尽可能远离工作台。

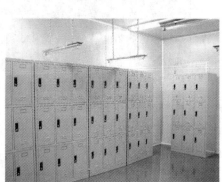

图 13.2 员工更衣室和储物柜

更衣室特别重要，因工作性质要求，员工要在这里将便服更换为工作服或防护服。更衣室的设置应注意以下几点。

（1）应按性别分别配备更衣室。

（2）洗漱设施可安装在更衣室内，或更衣室附近。

（3）从卫生角度讲，不要把餐厅和更衣室混在一起。

（4）更衣室内应配备足够的座位，以方便员工更衣。

（5）更衣室内应配备镜子，以方便员工整理仪容。

（6）更衣室内应配有垃圾箱，并经常清洁，保持干净整洁。

四、休息地点和用餐地点

1. 休息地点

案例故事

人性化的工间休息
——接线员徐小姐的自述

电话接线，是一项紧张、劳累的工作。说出来大家不要见笑，刚接触这工作时，只要一走进机房，我就想上厕所。好在班里实行"工时临时申请短时轮休制"和工间休息制，我渐渐适应了工作节奏。

　　所谓"工时临时申请短时轮休制"，是指在我们每天法定的半个小时工间休息时间以外的七个半工作小时内，可以向值班长临时提出短时离岗申请，值班长将根据当班员工提出此类申请的先后顺序，有序安排申请者离岗 5 ~ 10 分钟，让员工处理"紧急事物"。

　　而每个工作日间隙的"法定工间休息半小时"，让我们用来吃饭。企业为紧张工作的我们设计了许多工间调整的措施，如让我们边吃饭边看电视、听音乐等，我们也会尽量挤出时间随手翻看放在工间休息室里的报纸、杂志等读物，缓解一下自己紧张的情绪。

　　一般情况下，员工刚开始工作时精力充沛，工作效率也很高。但随着工作时间的增加，工作效率开始逐渐下降。疲劳是渐进发生的，如果员工在有迹象表明真正疲劳之前就开始休息，就能很快从疲劳中恢复。频繁短暂的休息要比不频繁但长时间的休息好很多。所以企业要有计划地安排工间休息，除延长午饭时间外，上午、下午至少应安排各 10 分钟的工间休息。员工在工间休息时并不意味着无所事事，而是从疲劳中恢复，并为后续有效率地工作做好准备。

　　良好的休息场所有助于减轻疲劳。远离噪声、被污染的工作台，有助于放松和从疲劳中恢复，所以休息场所应远离工作台，不受干扰。休息场所要放置一些桌椅、饮水装置，并保持清洁整洁，有利于员工体力的恢复。

　　2. 用餐地点

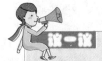

　　如何"从我做起"，保持用餐地点的清洁卫生？

　　企业应该为员工提供一个用餐地点，以方便员工中午用餐。用餐地点的设置要注意以下几点。

　　（1）用餐地点的设置应远离工作场所，以避免与脏物、粉尘或工作过程中的危险物质接触，以免污染食物，并使员工在用餐时得以充分休息。

　　（2）专门设置的用餐间，可以将用餐与对外营业场所分开，避免食物的气味造成营业场所的空气污染，食物残渣污染工作台面或地面，保持企业良好的形象。

　　（3）用餐地点应配备洗手设施，便于员工饭前洗手，饭后清洁餐具。

　　（4）用餐地点应配备防泄漏的垃圾箱，便于倾倒食物残渣，并经常清洁整理。

　　（5）用餐地点最好配备微波炉等食品加热设备，员工可自行加热食品。

　　有条件的企业可以配备职工食堂，为员工提供食物。但食物的卫生安全一定要特别注意。

　　（1）讨论回答，如何保证工作场所饮用水的清洁卫生？

　　（2）为员工提供的卫生设施应注意哪些问题？如何"从我做起"，保持卫生间的清洁卫生？

学以致用 ▶▶▶▶

（1）请从图（a）中找出潜在的职业病。原因是什么？应该怎样预防？

（2）请从图（b）中找出潜在的健康与安全隐患，并提出防范措施。

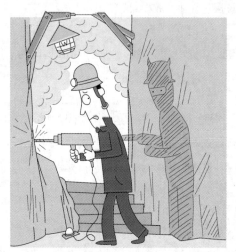

（a）矿区健康与安全隐患

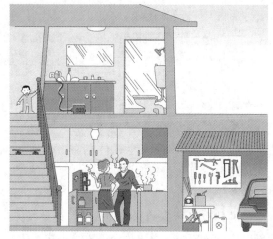

（b）家庭健康与安全隐患

导 读

本模块学习目标：

· 掌握用电、机械作业、起重、运输、手工操作、梯子使用、滑倒和绊倒、防火防爆等职业安全知识，以及熟悉安全色、安全标志和工作场所的"5S"等方面的知识。

· 能准确描述用电安全、机械作业安全、起重安全、运输安全、手工操作安全、梯子使用安全、滑倒和绊倒、防火防爆等技术要领，能正确分辨安全色和安全标志，能熟练解读"5S"工作程序，能结合所学专业描述潜在的职业安全隐患。

· 能形成"安全第一"的职业意识。

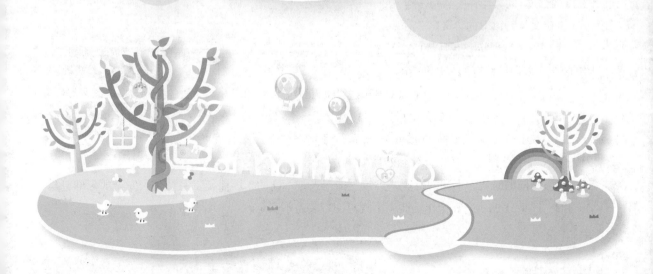

第十四课　职业安全概述

抱省事心理违章作业不幸挤压身亡

2008 年某日，四川省某化工厂操作工王某，在检查过滤机辅料情况时，发生挤压、辗压伤害事故，致王某左腰部、后背部挤压伤，双腿大腿开放性、粉碎性骨折，经抢救无效死亡。

死者王某违章作业，劳保防护服穿戴不规范，纽扣未扣上，致使在观察过程中被翻盘滚轮辗住难以脱身，进入危险区域；在观察辅料情况时违反操作规程，未到操作平台上观察，而是图省事到导轨侧危险区域观察，致使伤害事故发生。

王某处理危险情况经验不足、精神紧张，当危险出现后，据平台运行速度和事后分析看，王某有充分的时间和办法脱险。但王某安全技能较差，自我防范能力不强，致未能自救脱险。

王某虽然参加了三级安全教育，且现场有规章、有标语，但出现危险情况后，针对性、适用性不够，说明车间安全教育力度、深度和实效性不高，有待加强。

当班人员对王某的行为未及时纠正，说明职工在"别人的安全我有责"和安全执规、执法上还有死角，应当引以为戒。

"劳动者的职业安全，是劳动者的基本权利。我国一直重视职业安全健康问题，通过法律法规的制定和实施，安全生产规章制度的建设、执行和监管，劳动者的职业安全权利得到一定程度的保障。但是随着经济的快速发展，GDP 的大幅提升，生产安全事故和职业病的发生率也随之大幅提高。保障劳动者的职业安全，是一个重要的社会问题。"

一、职业安全

职业安全是指在生产活动中，能将人员伤亡或财产损失控制在可接受水平的状态；人员或财产遭受损失的可能性超过了可接受水平，即不安全。

该定义具有以下的含义。

（1）职业安全是指生产领域的安全问题，既不涉及军事或社会意义的安全，又不涉及与疾病有关的安全。

（2）安全不是瞬间的结果，而是对某种过程状态的描述。

（3）安全是相对的，不是绝对的。

（4）构成安全问题的矛盾双方是安全与危险，而非安全与事故。因此衡量一个生产系统是否安全，不应仅仅依靠事故指标。

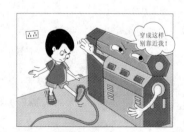

图 14.1　严禁穿短袖上衣、短裤、拖鞋

（5）不同的时代、不同的行业，可接受的损失是不同的，因而衡量系统是否安全的标准也是不同的。图 14.1 所示，在工作场所中不规范的着装是不安全的，易引发事故。

二、隐患和危险源

1. 隐患

隐患是指工作场所、设备、设施的不安全状态，人的不安全行为和管理上的缺陷。隐患一旦被发现，就要予以消除。对于受客观条件所限，不能立即消除的隐患，要采取措施降低其危险性或延缓其危险性增长的速度，减少触发的概率。图 14.2 形象地说明了在工作中应认真查找安全隐患，防患于未然。

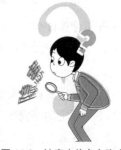

图 14.2　认真查找安全隐患

2. 危险源

危险源是指一个系统中具有潜在能量和物质释放危险的，可造成人员伤害、财产损失或环境破坏的，在一定的触发因素作用下可转化为事故的部位、区域、场所、空间、岗位、设备及其位置。

三、事故

说一说

说说你所见所闻的安全事故。

1. 事故的概念

事故是指违背人们意愿而发生的突发性事件的总称。在工作过程中，事故是指造成人员伤亡、伤害、职业病、财产损失或其他损失的意外事件。

2. 事故的类别

（1）根据事故产生的后果不同，可将事故分为人身伤亡事故、财产损失事故、未遂事故等。

（2）根据事故的责任不同，又可分为责任事故和非责任事故。

3. 事故的特点

（1）因果性。指事故的发生是由相互联系的多种因素共同作用的结果。在伤亡事故调查分析过程中，应弄清事故发生的因果，找出事故发生的原因。

（2）偶然性。指事故发生的时间、地点、事故后果的严重程度是偶然的。

（3）潜伏性。表面上，事故是一种突发事件，但是事故发生之前有一段潜伏期。人们应认识事故的潜伏性，克服麻痹思想。生产活动中，某些企业因较长时间内未发生伤亡事故，就会麻痹大意，就会忽视事故的潜伏性。这是造成重大伤亡事故的思想隐患。

（4）可预防性。任何事故，只要采取正确的预防措施，是可以防止的。认识到这一特性，对防治伤亡事故发生有促进作用。

知识探究

伤亡事故类型

依据国家标准《企业职工伤亡事故分类标准》，伤亡事故有 20 种类型：物体打击；车辆伤害；机械伤害；起重伤害；触电；淹溺；灼烫；火灾；高处坠落；坍塌；冒顶片帮；透水；放炮；瓦斯爆炸；火药爆炸；锅炉爆炸；容器爆炸；其他爆炸；中毒和窒息；其他伤害。

4. 事故发生的主要原因

在生产实际中，事故发生的原因是多方面的，但归纳起来有以下 4 个方面的原因。

（1）人的不安全行为，如图 14.3 所示。

（2）机器的不安全状态。

（3）环境的不安全条件。

（4）管理上的缺陷。

前 3 项属于直接原因，第 4 项属于间接原因。

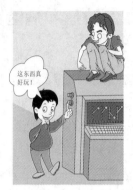

这东西真好玩！

图 14.3　任何人不得玩弄电气设备和开关

测一测

（1）认识事故的特点有利于防止事故的发生，减少事故的损失。谈谈事故的特点，并讨论如何针对事故的特点，防范事故的发生。

（2）人的不安全行为是导致事故发生的主要原因。以 3 ～ 5 人为一组，针对所学专业的典型工作岗位，讨论可能出现的不安全行为。

第十五课　用电安全

案例故事

违章作业触电死亡

某电厂下属分公司检修班职工王某带领张某检修 380 V 直流焊机。电焊机修后进行通电试验良好，并将电焊机开关断开。王某安排工作组成员张某拆除电焊机二次线，自己拆除电焊机一次线。在工作过程中，王某蹲着身子拆除电焊机电源线中间接头时，未检查确认电焊机电源是否已断开，疏忽大意，凭经验、凭资历违章作业，在电源线带电又无绝缘防护的情况下作业，在拆完一相后，拆除第二相时意外触电，经抢救无效死亡。

谈一谈

触电事故会对人和物造成哪些伤害呢？

随着工业的迅速发展，电气化已日趋普及，电给人们提供了很多方便和好处。但是有相当多的作业人员对电的特性不了解，对电的危险性认识不足，没有安全用电的基本知识，不懂用电的规范，由此会引发电气事故，甚至发生触电伤亡或电气火灾事故。

一、触电对人体的伤害

触电对人的伤害主要是电灼伤和电击伤。电灼伤主要是局部的热、光效应，轻者只见皮肤灼伤，重者可伤及肌肉、骨骼，电流入口处的组织会出现黑色碳化。电击伤是指由于强大的电流直接接触人体并通过人体的组织伤及器官，使它们的功能发生障碍而造成的人身伤亡。

电流对人体的伤害程度与以下因素有关。

（1）电流的大小。通过人体的电流越大，人体的生理反应越明显，危险越大。

（2）通电时间。通电时间越长，越容易引起心室颤动，危险性越大。

（3）电流途径。电流流经的途径不同，对人体造成的伤害也不同。

（4）人体健康状况。身体越强壮，受电流伤害的程度越轻。因此，触电时，女性比男性受伤害更严重，儿童比成年人更危险。患病的人比健康的人遭受电击的危险性更大。

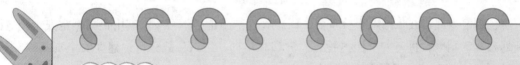

知识探究

不同电流途径对人体造成的伤害

（1）心脏：引起心室颤动或心跳停止，导致死亡。

（2）中枢神经：引起中枢神经系统强烈失调致死。

（3）头部：使人昏迷。若电流太大，会严重损坏人脑而致死。

（4）脊髓：引起截瘫。

二、触电事故的预防

1. 防止接触带电部件

防止人体与带电部件的直接接触，从而防止电击。采用绝缘、屏护和安全间距是最为常见的安全措施。

（1）绝缘。即用不导电的绝缘材料把带电体封闭起来，这是防止直接触电的基本保护措施。但要注意绝缘材料的绝缘性能与设备的电压、载流量、周围环境、运行条件相符合。图15.1所示中要医药白胶布代替绝缘胶布是错误的操作。

（2）屏护。即采用遮拦、栅栏、护罩、护盖、箱匣等把带电体同外界隔离开来。这是防止人体接触带电体的重要措施。

（3）安全间距。为防止人体触及或接近带电体，防止车辆等物体碰撞或过分接近带电体，在带电体与带电体、带电体与地面、带电体与其他设备和设施之间，皆应保持一定的安全距离。

2. 防止电气设备漏电伤人

保护接地和保护接零，是防止间接触电的基本技术措施。

（1）保护接地。即把用电设备在正常情况下不带电的金属外壳与大地紧密连接起来。

（2）保护接零。在380/220V三相四线制供电系统中，把用电设备在正常情况下不带电的金属外壳与电网中的零线紧密连接起来。

3. 采用安全电压

根据生产和作业场所的特点，采用相应等级的安全电压，是防止发生触电伤亡事故的根本性措施。

4. 漏电保护装置

漏电保护装置，又称为触电保护器，在低压电网中发生电气设备及线路漏电或触电时，它可以立即发出报警信号并迅速自动切断电源，从而保护人身安全。

5. 合理使用防护用具

在电气作业中，合理匹配和使用绝缘防护用具，对防止触电事故、保障操作人员在生产过程中的安全健康具有重要意义。绝缘防护用具可分为两类，一类是基本防护用具，如绝缘棒、绝缘钳、高压验电笔；另一类是辅助安全防护用具，如绝缘手套、绝缘（靴）鞋、橡皮垫、绝缘台等。

6. 安全用电组织措施

防止触电事故，技术措施十分重要，组织管理措施也必不可少。其中包括制定安全用电措施计划和规章制度，进行安全用电检查、教育和培训，组织事故分析，建立安全资料档案等。图 15.2 中所示的行为违反了安全电规章制度。

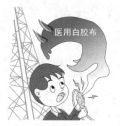 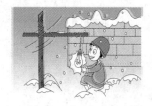

图 15.1　不得用医药白胶布代替绝缘胶布　　　　图 15.2　不准用电器设备和灯泡取暖

三、安全用电常识

（1）电气操作属特种作业，操作人员必须经培训合格，持证上岗。

（2）非电工不得擅自修理或排除故障，更不得带故障运行，如图 15.3 所示。

（3）使用电气设备前必须检查线路、插头、插座、漏电保护装置是否完好。

（4）在操作闸刀开关、磁刀开关时，必须将盖子盖好。

（5）电气设备的外壳应防护性接地或接零，并经常检查，保证连接牢固。

（6）保险丝规格应与电气设备的容量相匹配，严禁随意换大或调小，严禁用铝线、铁线、普通铜线代替保险丝。

（7）使用的行灯要有良好的绝缘手柄和金属护罩。

（8）打扫卫生、擦拭设备时，严禁用水冲洗或用湿布擦拭电气设备，以防发生短路和触电事故。

（9）一般来说，应禁止使用临时线。确需使用时，应经过安装技术部门批准，并采取安全防范措施，要按规定时间拆除。

（10）进行容易产生静电火灾、爆炸事故的操作时（如使用汽油洗涤零件、擦拭金属板材等），必须有良好的接地装置，及时消除聚集的静电。

（11）移动某些非固定安装的电气设备，如电风扇、照明灯、电焊灯等，必须先切断电源。导线要收拾好，不得在地面上拖来拖去，以免磨损。导线被物体压住时，不要硬拉，防止将导线拉断，如图15.4所示。

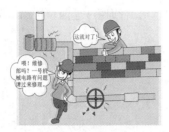

图15.3 电气设备出故障应请电工修理

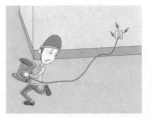

图15.4 未切断电源不得移动电气设备

（12）在雷雨天，不可走进高压电杆、电塔、避雷针的接地导线20米以内，以免发生跨步电压触电。

（13）发生电气火灾时，应立即切断电源，用黄沙、二氧化碳等灭火器材灭火。切不可用水或泡沫灭火器灭火，因为它们有导电的危险。

四、手持电动工具安全使用常识

手持电动工具在使用中需要经常移动，其振动较大，比较容易发生触电事故，而且这类设备往往是在工作人员紧握之下运行的，因此，手持电动工具比固定设备具有更大的危险性。手持电动工具的安全使用要求如下所述。

（1）安装漏电保护装置，工具的金属外壳应防护接地或接零，配用的导线、插头、插座应符合要求。

（2）导线必须使用绝缘橡胶护套线，禁止用塑料护套线，导线两端要连接牢固，内部接头要正确，中间不能有接头，长度不宜超过5米。

（3）首次使用前，应检查外壳、手柄、电源线、插头等是否完好无损，检测接零和绝缘情况，确认无误后才能使用。

（4）遵守安全操作规程，操作者应穿戴好绝缘鞋、绝缘手套等劳动保护用品，并站在绝缘板上操作。

（5）在使用中挪动手持电动工具时只能手提握柄，不得提导线拉扯。

（6）非专职人员不得擅自拆卸和修理工具。

（7）长期搁置不用或受潮的工具在使用前由电工测量绝缘电阻值是否符合要求。

五、施工现场用电安全常识

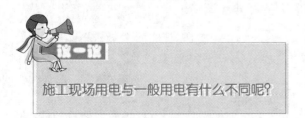

施工现场用电与一般用电有什么不同呢？

与一般工业或居民生活用电相比，施工现场用电具有临时性、露天性、流动性和不可选择性的特点，与一般工业或居民生活用电相比有不同的规范。

施工现场的用电注意事项，除前面提到的之外，还应注意以下几点。

（1）搬运钢筋、钢管及其他金属物时，严禁碰到电线。

（2）在架空输电线路附近工作时，应停止输电。不能停电时，应有隔离措施，要保持安全距离，防止碰触。

（3）禁止在电线上挂晒物料。

（4）电线必须架空，不得在地面、施工楼面随意乱扔。若必须通过地面、楼面时应有过路保护，物料、车、人不准压踏碾磨电线。

六、触电者的抢救

抢救触电者的步骤如下。

1. 脱离电源

发现有人触电，应根据事故现场情况尽快使触电者脱离电源。

（1）如果开关或插头就在附近，应立即拉断闸刀开关或拔去电源插头。

（2）无法切断电源时，可使用绝缘工具或干燥的木棒、木板等不导电物体使触电者脱离带电体如图15.5所示。

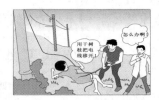

（3）可站在绝缘垫或干燥的木板上（如木椅等），使触电者脱离带电体（此时应尽量用一只手进行操作）。

（4）可戴上绝缘手套或用干燥的衣物等绝缘物包在手上，再使触电者脱离带电体。

图15.5　不得直接用手接触触电者

（5）可直接抓住触电者干燥而不贴身的衣服拖离带电体。但要注意此时不能碰到金属物体和触电者裸露的身躯。

2. 对症救治

（1）触电者一旦脱离带电体，必须在现场对症救治，切忌在无任何救治情况下，送往医院。

（2）触电者神志不清，但呼吸、心跳尚正常的，可就地舒适平卧，保持空气畅通，解开衣领以利呼吸。天冷要注意保暖。间隔5秒钟轻呼伤员或轻拍肩部（但禁止摇晃头部）。

（3）若触电者呼吸困难或心跳失常，应迅速进行人工呼吸或胸外心脏挤压术。

（4）在送往医院途中，也应继续急救。

七、电气火灾的扑救措施

 想一想

电气火灾的扑救步骤

（1）尽可能先切断电源，再扑灭火灾。由于烟熏火烤，开关和闸刀的绝缘可能降低，因此切断电源时应戴绝缘手套、穿绝缘靴，并使用相应电压等级的绝缘工具，以防触电。

（2）无法切断电源时，应用不导电的灭火剂灭火。应用二氧化碳、四氯化碳、"1211"、干粉等灭火剂，不能用水或泡沫灭火剂如图15.6所示。

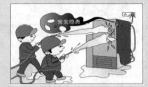

图15.6　不得使用水或泡沫灭火剂直接带电灭火

（3）灭火的同时应向消防部门报告。

八、电线断落时的处置方法

（1）发现电线断落在地上，不能直接用手去捡。

（2）派人看守，不要让人、车靠近，特别是高压导线断落在地上时，应远离其 10 米范围以外，如图 15.7 所示。

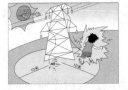

图 15.7　高压线断落，不得进入落地点周围 10 米以内

（3）赶快通知电工或供电部门来处理。

机械代替手工操作，能够改善劳动条件，减轻劳动强度，提高劳动生产率和安全性。然而，机械操作也可能给工作场所带来产生伤害的因素。机械结构上有缺陷、组织布局不合理、操作时不遵守安全技术操作规程，都可能发生事故。

机械安全有两层意思，一层是指机械设备本身应符合安全要求；另一层是指机械设备的操作者在操作时应符合安全要求。

知识拓展

家庭安全用电

电是现代家庭生活离不开的能源。如果不懂得安全用电常识，忽视用电安全，就会造成触电、电气火灾、电器损坏等意外事故。

1. 家庭安全用电须知

（1）不要超负荷用电，超过限定容量必须到供电部门办理增容申请手续。

（2）安装、修理电气线路或电器用具要找电工，不要私自乱拉、乱接电线。

（3）每户宜装设触电保安器。选用与电器设备相匹配的保险丝，不准用铜丝代替保险丝。

（4）家庭配电线路宜有良好的与相线截面相同的保护接地线。

（5）照明灯具、开关、插头插座、接线盒以及有关电器附件等必须完整无损。

（6）晒衣铁架要与电力线保持安全距离，不要将晒衣杆搁在电线上。

（7）不用湿手摸、湿布擦灯具、开关等电器用具。

（8）严禁私设电网捕鱼、防盗、狩猎、捕鼠等。

2. 预防家用电器事故的方法

（1）空调机等大容量电器宜铺设专用的输电线路和熔断保安器。

（2）使用电熨斗、电吹风、电炊具等家用电器时，人不要离开。

（3）电视机室外天线要远离电力线，不要高出避雷针。

（4）电加热设备上不能烘烤衣物。

（5）搬动家用电器时，应先切断电源。

（6）洗衣机等家用电器的金属外壳要有可靠的接地。

案例分析

● 案情

维修人员在断电情况下对台式电锯进行检修，在排查电线时，有人突然把电源接通，导致维修人员触电。

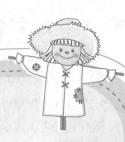

● 分析

（1）维修人员在进行机械检修期间，应关闭电源开关，锁住开关箱，并注明"正在维修，严禁通电"等标志如图15.8所示。

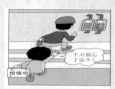

图15.8 施工现场注意放警示牌

（2）维修人员在进行机械检修之前应该先把电锯电源开关关闭。

（3）其他作业人员在不知情况的前提下，不得接通与自己无关的电源开关。

测一测

（1）3～5人组成学习小组，模拟有人触电时救护的情景，讨论并实施正确的救助方法和步骤。

（2）3～5人组成学习小组，模拟发生电气火灾的情景，讨论并实施救火和报警的方法和步骤。

第十六课 机械作业安全

案例故事

擅自上机操作惹的祸

一天河南省某化肥厂机修车间，1号Z35摇臂钻床由于全厂设备检修、加工备件较多的原因，需要加派人手，工段长派中职学校实习生张某到钻床协助主操作师傅干活，在长3m直径75mm×3.5mm的不锈钢管上钻直径50mm的圆孔。张某在主操师傅上厕所的情况下，独自开床，并由手动进刀改用自动进刀，钢管是半圆弧形，切削角矩力大，产生反向上冲力，由于工具夹（虎钳）紧固钢管不牢，当孔钻到三分之二时，钢管迅速向上移动而脱离虎钳，造成钻头和钢管一起做360度高速转动，钢管先将现场一长靠背椅打翻，再打击张某臀部并使其跌倒，张某头部被撞伤破裂出血，缝合5针，骨盆严重损伤。

一、机械事故造成的伤害种类

（1）机械设备的零、部件做旋转运动时造成的伤害。主要形式是绞伤和物体打击伤。

（2）机械设备的零、部件做直线运动时造成的伤害。主要有压伤、砸伤、挤伤。

（3）刀具造成的伤害。主要有烫伤、刺伤、割伤。

（4）被加工的零件造成的伤害。这类伤害事故主要有被加工零件固定不牢而被甩出打伤人；被加工的零件在吊运和装卸过程中，可能造成砸伤。

（5）电气系统造成的伤害。工厂里使用的机械设备，其动力绝大多数是电能。电气系统对人的伤害主要是电击。

（6）手用工具造成的伤害。

（7）其他的伤害。如有的机械设备在使用时伴随着强光、高温，还有的放出化学能、辐射能以及尘毒危害物质等，这些对人体都可能造成伤害。

二、机械事故的常见原因

形成机械伤害事故的主要原因如下。

（1）自制或任意改造机械设备，不符合安全要求。

（2）电源开关布局不合理。一种是在紧急情况下不立即停车；另一种是多台机械开关设在一起，极易造成误开机械引发严重后果。

（3）缺乏安全装置或安全装置失效。如有的机械极易伤害人体的部位没有完好的防护装置；还有的入孔、投料口绞笼井等部位缺护栏及盖板，无警示牌，人一疏忽误接触这些部位，就会造成事故；或者拆除了安全装置；安全装置失去作用；调整不当造成安全装置失效。

（4）生产场地环境不良。

① 照明光线不良。包括照度不良、作业场所烟雾烟尘弥漫、视线不清、光线过强、有眩光等。

② 通风不良。无通风、通风系统效率低等。

③ 作业场所狭窄。

④ 作业场地杂乱。工具、制品、材料堆放不安全。

⑤ 地面滑。地面有油或其他液体，有冰雪，有易滑物（如圆柱形管子、料头、滚珠等）。

（5）操作错误、忽视安全、忽视警告。如未经许可开动、关停、移动机器；开动、关停机器时未给信号；开关未锁紧，造成意外转动；操作错误（如按错按钮、阀门、扳手、把柄的操作方向相反）；供料或送料速度过快，机械超速运转；工件、刀具紧固不牢等。

（6）检修、检查机械时忽视安全措施。如人进入设备检修、检查作业时，不切断电源，未挂不准合闸警示牌，未设专人监护等措施而造成严重后果；也有的因当时受定时电源开关作用或发生临时停电等因素误判而造成事故；也有的虽然对设备断电，但因未等到设备惯性运转彻底停住就下手工作，造成严重后果。图 16.1 所示为正确的操作方法。

（7）用手代替工具操作。

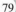

如用手代替手动工具；用手清理切屑；不用夹具固定；用手拿工件进行机械加工等。

（8）在机械运行中进行清理、卡料、上皮带蜡等作业。

（9）任意进入机械运行危险作业区（采样、干活、借道、拣物等）。

（10）攀、坐不安全位置（如平台护栏、起重机吊钩等）。

（11）个人防护用品、用具（防护服、手套、护目镜及面罩、呼吸器官护具、安全带、安全帽、安全鞋等）缺少或有缺陷。

（12）穿不安全装束。如在有旋转零部件的设备旁作业时穿着过于肥大、宽松的服装；操纵带有旋转零部件的设备时戴手套；穿高跟鞋、凉鞋或拖鞋进入车间等如图 16.2 所示。

（13）不具备操作机械素质的人员上岗或其他人员乱动机械。

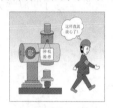

图 16.1　停机检修

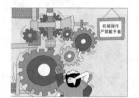

图 16.2　机械操作时严禁戴手套

三、机械事故的预防

要保证机械设备不发生工伤事故，不仅机械设备本身要符合安全要求，而且更重要的是要求操作者严格遵守安全操作规程。机械设备的安全操作规程因其种类不同而内容各异，但其基本安全守则包括以下几点。

（1）必须正确穿戴个人防护用品。要穿戴好紧身工作服，袖口扣紧，长发要盘入工作帽内（见图 16.3），操作旋转设备时不能戴手套。

（2）操作前要对机械设备进行安全检查（见图 16.4），而且要空车运转一下，确定正常后，方可投入运行。

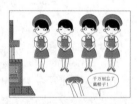

图 16.3　帽子！千万不要忘记

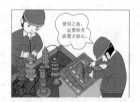

图 16.4　操作前要对机械设备进行安全检查

（3）机械设备在运行中也要按规定进行安全检查。特别是检查紧固的物件是否由于振动而松动，以便重新紧固。

（4）机械设备严禁故障运行，千万不能凑合使用，以防出事故。

（5）机械设备的安全装置必须按要求正确调整和使用，不准将其拆掉不用。

（6）机械设备使用的刀具、工夹具以及加工的零件等一定要装卡牢固，不得松动。

（7）机械设备在运转时，严禁用手调整；也不得用手测量零件，或进行润滑、清扫杂物等。如必须进行时，应首先关停机械设备。

（8）机械设备运转时，操作者不得离开工作岗位，以防发生问题时，无人处置。

（9）工作结束后，应关闭开关。把刀具和工件从工作位置退出，并清理好工作场地，将零件、工夹具等摆放整齐，打扫好机械设备的卫生。

四、机械伤害的急救

遇到不同类型的机械伤害事故，应采取不同的急救措施。

1. 机械手外伤的急救

机械伤害人体最多的部位是手，因为手在劳动中与机械接触最为频繁。发生断手、断指等严重情况时，可采取以下急救措施。

（1）对伤者伤口要进行包扎止血、止痛，进行半握拳状的功能固定。

（2）对断手、断指应用消毒或清洁敷料包好，不要用水冲洗，忌将断指浸入酒精等消毒液中，以防细胞变质。

（3）将包好的断手、断指放在无泄漏的塑料袋内，扎紧袋口，在袋周围放上冰块，或用冰棍代替。

（4）将包好的断手、断指，速随伤者送医院抢救。

2. 头皮撕裂伤的急救

发生头皮撕裂伤可采取以下急救措施。

（1）必须及时对伤者进行抢救，采取止痛及其他对症措施。

（2）用生理盐水冲洗有伤部位，涂红汞后用消毒大纱布块、消毒棉花紧紧包扎，压迫止血。

（3）使用抗菌素，注射抗破伤风血清，预防感染。

（4）送医院进一步治疗。

案例分析

● 案情

某装修人员利用砂轮切割机进行切割作业时，不知道砂轮切割机处于开机状态而直接接通电源，导致砂轮切割机突然转动割伤手指。

● 分析

（1）电动工具施工完毕后应该关闭开关。

（2）施工电动工具之前应该先检查机身情况。

（3）职工应提高安全意识。

测一测

机械安全试题

1. 在机械产品寿命周期的各环节中，决定机器产品安全性的最关键环节是 _____。

   A. 设计　　　　　　B. 制造　　　　　　C. 使用　　　　　　D. 维修

2. 以操作人员的操作位置所在的平面为基准，机械加工设备凡高度在 _____ 之内的所有传动机构的可动零、部件及其危险部位，都必须设置防护装置。

   A. 2m　　　　　　B. 2.5m　　　　　　C. 3m　　　　　　D. 3.5m

3. 凡是操作人员的工作位置在坠落基准面 _____ 以上时，则必须在生产设备上配置供站立的平台和防坠落的防护栏杆。

   A. 0.5m　　　　　　B. 2m　　　　　　C. 2m　　　　　　D. 3m

4. 为防止人体部位误通过而造成伤害，在防护栅栏与传动机构零部件的距离为 135mm 时，防护栅栏的间隙尺寸应不大于 _____ mm。

   A. 50　　　　　　B. 40　　　　　　C. 30　　　　　　D. 20

5. 磨削机械使用有机类结合剂（例如树脂、橡胶）砂轮的存放时间不应超过 _____ 年，长时间存放的砂轮必须经回转试验合格后才可使用。

   A. 1 年　　　　　　B. 2 年　　　　　　C. 3 年　　　　　　D. 4 年

6. 特种工种是从事特种作业人员岗位类别的统称。属于特种工种的电工、电焊工、 _____ 等人员，必须经由国家授权机构的培训、资格考核、认可并颁发凭证后，才可持证上岗。

   A. 起重机司机　　　　B. 车工　　　　C. 纺织工　　　　D. 电话接线员

7. 属于特种设备有电梯、锅炉、压力容器、 _____ 等。

   A. 厂内运输车辆　　　B. 车床　　　　C. 起重机械　　　　D. 数控机床

8. 起重机的吊钩危险断面的磨损量达到原来的 _____ 时，应及时报废，绝对不可采取补焊的办法来增大断面面积。

   A. 50%　　　　　　B. 30%　　　　　　C. 10%　　　　　　D. 5%

9. 需要设置安全防护装置的危险点，使用安全信息 _____ 安全防护装置。

   A. 可以代替设置　　B. 没必要设置　　C. 不能代替设置　　D. 可以设置也可以不设置

第十七课　起重安全

案例故事

塔吊事故致三死两伤

2010 年 4 月 30 日上午 9 时许，在某住宅及配套项目施工现场中，一台正在进行起重臂拆

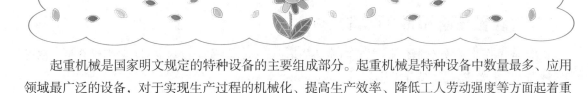

卸吊装作业的塔式起重机倾翻，当场撞倒施工升降机轨道，导致一部正在运行的施工升降机迅速从高空坠落至地面。升降机内有 4 男 1 女共 5 名工人，其中 1 男 1 女当场死亡，另外 3 名男子受伤并被送往医院治疗，其中 1 人因伤势过重经抢救无效死亡。此次事故共造成 3 人死亡 2 人受伤。事后项目负责人李某投案自首。

　　起重机械是国家明文规定的特种设备的主要组成部分。起重机械是特种设备中数量最多、应用领域最广泛的设备，对于实现生产过程的机械化、提高生产效率、降低工人劳动强度等方面起着重要作用。同时，起重机械结构复杂、价格昂贵，一旦出现事故，往往是机毁人亡，令人触目惊心。

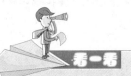

　　2009 年 4 月 24 日下午 1:54 左右，台北市松高路一处工地大型起重机的吊臂从 37 层楼高的地方垂直坠落，砸中载有广东东莞旅行团的游览车，事故照片如图 17.1 所示。

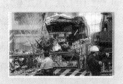

图 17.1　事故照片

一、起重伤害事故的主要类型

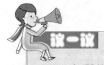

有哪些常见的起重伤害事故？

　　1. 挤伤事故

　　作业人员被挤压在两个物体之间造成的挤伤、压伤、击伤等人身伤亡事故。

　　2. 折（断）臂事故

　　由于超力矩起吊、动臂限位失灵而过卷或起重机倾翻等原因，都易造成折（断）臂事故。此外，当制造质量有问题、长期缺乏维护、臂节出现裂纹、超载、紧急制动产生振动等，也容易发生此类事故。

　　3. 倾翻事故

　　起重机机体因为失去整体稳定而发生倾覆翻倒，造成起重机机体严重损坏以及人员伤亡事故。

　　4. 高处坠落

　　起重机械作业人员从起重机械上坠落。高处坠落主要发生在起重机械安装、维修作业时。

　　5. 脱钩事故

　　重物或专用吊具从吊钩口脱出而引起的重物失落事故。

6. 断绳事故

起升绳或吊装用绳扣破断而造成的重物失落事故。

7. 触电事故

触电事故一般指从事起重操作和电气检修的作业人员，因触电遭受电击所发生的人身伤亡事故。

8. 其他事故

因误操作、起重机之间的相互碰撞、安全装置失效、野蛮操作、突发事件、偶然事件等引起的事故。

二、起重伤害事故的预防

（1）起重作业人员必须经国家认定有资格的培训机构进行安全技术培训，经考试合格，取得《特种作业人员操作证》，持证操作。

（2）吊运前正确佩戴个人防护用品，包括安全帽、工作服、工作鞋和手套。

（3）起重机的悬臂能够伸到的区域内不得站人；带电磁吸盘的起重机的工作范围内不得有人。

（4）吊运前检查吊装设备、钢丝绳、吊钩等各种机具，确保规格正确、安全可靠。

（5）吊运前检查清理作业场地，确定搬运路线，清除障碍物。

（6）吊点选择正确，吊物捆缚牢固，禁止歪拉斜吊。

（7）捆缚吊运带有锋利棱角的重物时，应当放垫。

（8）禁止吊拔埋在地下或凝结在地面、设备上的物体。

（9）吊装作业必须分工明确，按照规定的联络信号统一指挥。

（10）吊运时，应当先稍离地面试吊，证实重物挂牢、制动性能良好和起重机稳定后，再继续起吊。

（11）禁止在吊物上站人，禁止对吊物加工，不许吊物在空中长时期停留，起重机吊着重物时，司机和指挥人员不得随意离开工作岗位。

（12）当起重机运行时，禁止人员上下，禁止从事检修工作。

（13）禁止大风或雨、雪、雾天气起吊。

（14）夜间作业要保证照明度。

知识探究

起重作业"十不吊"

（1）超负荷或歪拉斜挂工件不吊（见图 17.2）。

（2）指挥信号不明确或违章指挥不吊。

（3）工件或吊物捆绑不牢不吊（见图 17.3）。

（4）吊件上站人或放有活动物体不吊。

（5）重量不明、光线阴暗、视线不清不吊。

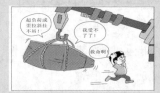

图 17.2　超负荷或歪拉斜挂不吊

（6）带棱角、缺口物体无防割裂措施不吊。

（7）高压输电线下不吊，氧气瓶、煤气罐等爆炸性物品不吊。

（8）工件埋在地下、与地面建筑物或设备有勾挂不吊（见图 17.4）。

（9）安全装置不齐全或动作不灵敏、失效者不吊。

（10）工作现场大风或大雨、大雪、大雾等恶劣天气不吊。

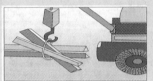 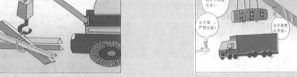

图 17.3 工件、吊物捆绑不牢不吊　　图 17.4 安全装置不齐全、动作不灵敏不吊

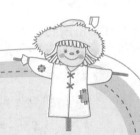

案例分析

- 案情

1998 年 10 月 7 日，某单位某小区工程施工中，用塔式起重机进行该楼八层结构承重大模板吊装作业时，塔身整体失稳倾斜倒塌，将在八层作业的两名农民工砸死，塔式起重机司机受重伤，直接经济损失 50 余万元。

- 分析

（1）负责起重吊装作业的专职人员，违反安全生产的有关规定，是造成事故的直接原因。事故调查结果表明：在此幅度时，塔吊的额定起重量为 3.852 吨，而实际起重量为 4.786 吨，超载 25.1%。

（2）该塔式起重机抗过载能力低，是造成事故的重要原因。经专业部门在技术方面鉴定，塔吊主弦杆含碳量偏低，金相组织较粗大，其材质硬度及机械性能偏低，导致其抗过载能力差。

测一测

序　号	内　容
起重实际操作训练	
训练一	空载运行训练
训练二	带载荷吊运训练
训练三	带载荷定点停放训练
训练四	故障排除训练
训练五	吊起水桶定点停放训练
训练六	吊起水桶在杆内运行和击落木块训练

第十八课　运输安全

案例故事

疏忽大意不加固，叉车倾倒轧伤人

2010年10月7日，某煤厂跳汰机改造工程正如期进行。按照工作程序要求，跳汰机新旧机体的搬运任务由叉车（8吨）司机潘某带领机修工李某负责用叉车完成。

上午11点05分左右，按预定安排，叉车司机潘某在李某配合下，将跳汰机一件新机体（lXhXd=4000X6200X1820、重5.7吨）运送至行车吊装口下方，以便新机安装。

当叉车运行至离吊装口2米一段斜坡路段时，由于物品没有加固，导致叉车重心不稳机体歪斜倒向一侧，机修工李某躲闪不及，被歪倒的工件挤断右臂，叉车车窗受损、前叉弯曲。

在工厂里，把材料、成品、零件、部件、产品按生产路线、工艺流程进行库房与车间、车间与车间、车间内部各工序之间的运输都称为厂内运输。随着技术的不断进步，厂内运输也日益机械化，除了采用人力运输外，使用各种不同的机动车辆运输越来越多，如图18.1所示的叉车运输。企业内机动车辆虽然只是在厂院内进行运输作业，但如果对安全驾驶和行车安全认识不足、思想麻痹、违章驾驶以及管理不善、车辆带病运行等，就会造成车辆事故。

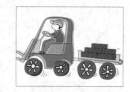

图18.1　叉车运输

一、厂内运输常见事故类型

厂内运输易发生的事故如下。

（1）车辆伤害。如撞车、翻车、挤压和碾轧事故。

（2）物体打击。如搬运、装卸和堆垛时物体的打击。

（3）高处坠落。如人员或物品从车上掉下来。

（4）火灾、爆炸。如因人为原因而发生火灾，并引起油箱等可燃物急剧燃烧爆炸；或者装载易燃易爆物品，因运输不当发生火灾爆炸。

二、厂内运输事故的原因

企业内机车伤害事故的主要原因都集中在驾驶员身上，而这些事故又都是驾驶员违章操作、疏忽大意、操作技术等方面的错误行为造成的。

主要原因如下。

1. 违章驾驶

事故当事人不按有关规定行驶，违背正常的企业内搬运制度而出现的错误操作，致使事故发生。如酒后驾车（见图 18.2）、疲劳驾车、超速行驶、争道抢行、违章驾车、违章装卸、非驾驶员驾车等原因造成的车辆伤害事故。

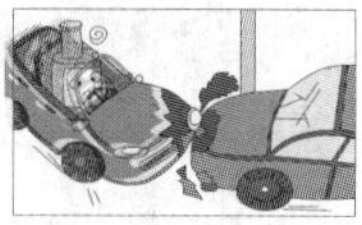

2. 疏忽大意

当事人由于心理或生理方面的原因，没有及时、正确地观察和判断道路情况，而造成失误。如情绪急躁、精神分散、身体不适等都可能造成注意力下降、反应迟钝、瞭望观察不周、遇到情况采取措施不及时或不当；也有的只凭主观想象判断情况，或过高地估计自己的经验技术，导致事故。

图 18.2　酒后驾车事故

3. 车况不良

车辆有缺陷和故障，从而在运行过程中导致了事故的发生。例如，车辆的刹车装置失灵，关键时候刹不住车；车辆的转向装置有故障，转向时冲到路外或转不了弯；车辆的灯光信号不能正确地指示等。

4. 道路环境复杂

（1）道路条件差。厂区道路和厂房内、库房内通道狭窄、曲折，车辆通行困难。

（2）视线不良。由于厂区内建筑物较多，特别是车间、仓库之间的通道狭窄且交叉和弯道较多，致使驾驶员在驾车行驶中的视距、视野大大受限。

（3）因风、雪、雨、雾等自然环境的变化，使驾驶员视线、视距、视野以及听觉受到影响，往往造成判断情况不及时；再加上雨水、积雪、冰冻等自然条件下路面太滑，也是造成事故的因素。

5. 管理不善

规章制度或操作规程不健全，车辆安全行驶制度不落实，无证驾车，交通信号、标志、设施缺陷等。

三、厂内汽车运输应遵守的规定

（1）驾驶员必须有经公安部门考核合格后发给的驾驶证。

（2）车辆的各种机械零件，必须符合技术规范和安全要求，严禁带故障运行。

（3）厂区内行车速度不得超过 15km/h，天气恶劣时不得超过 10km/h，倒车及出入厂区、厂房时不得超过 5 km/h。

（4）装运货物不得超载超限。

（5）装运炽热货物及易燃、易爆、剧毒等危险货物时，应遵守国家标准（GB4387—1994）《工业企业厂内铁路道路运输安全规程》的规定。

（6）倒车时，驾驶员应先查明情况，确认安全后，方可倒车。必要时应有人在车后进行指挥。

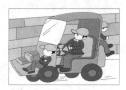

（7）随车人员应坐在安全可靠的指定部位（见图18.3）。严禁坐在车厢侧板上或驾驶室顶上，也不得站在踏板上，手脚不得伸出车厢外。严禁扒车和跳车。

图18.3　严禁随车人员违章乘车

（8）严禁驾驶员酒后驾车、疲劳驾车。

知识探究

驾驶员要"一安""二严""三勤""四慢""五掌握"

"一安"，指要牢固树立安全第一的思想。

"二严"，指要严格遵守操作规程和交通规则。

"三勤"，指要脑勤、眼勤、手勤。在操作过程中要多思考，知己知彼，严格做到不超速、不违章、不超载、要知车、知人、知路、知气候、知货物；要眼观六路，耳听八方，瞻前顾后，要注意上下、左右、前后的情况；对车辆要勤检查、勤保养、勤维修、勤搞卫生。

"四慢"，指情况不明要慢，视线不良要慢，起步、会车、停车要慢，通过交叉路口、狭路、弯路、人行道、人多繁杂地段要慢。

"五掌握"，指要掌握车辆技术状况、行人动态、行区路面变化、气候影响、装卸情况等。

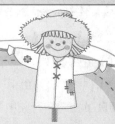

案例分析

● 案情

2002年4月1日晚上8时30分左右，某污水截排工程现场，正在工作的盾构机工作温度过高发出警报，带班工长通知操作人员回地面休息。发出信号后，电瓶车司机鸣喇叭启动。此时担任出土泥斗车引导工作的工人龙某因急于跟同伴返回地面，从两斗车中间跨越至行走通道，被已经启动的电瓶车撞倒，送医院抢救无效死亡。

● 分析

（1）龙某缺乏安全意识，违章从工作位置向泥斗车间隙中跨越，与车抢道。

（2）电瓶车警示灯位置不合适，信号不明显。

（3）要严格执行相关的安全操作规程，坚决杜绝违章冒险行为。

——资料来源：深圳市安全生产与安全文化协会网站

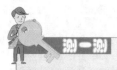

以小组为单位，请为运输安全拟定一份安全检查清单。

第十九课　手工操作安全

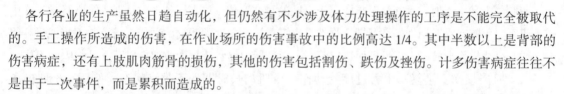

案例故事

搬运冰箱途中受伤受雇公司赔偿3万元

2010年9月18日，搬运工小李被某电器公司职员叫到他库搬运冰箱。小李拿到提货单后，便准备按该公司职员指示的地点运送冰箱，当行至一坡路口时，因坡陡、路滑、小李摔倒在地，并被冰箱将头砸伤。该电器分司得知小李受伤后，支付了7000元医疗费用。小李经过冶疗后，被鉴定为遗留8级伤残。2010年10月19日，搬运工小李一纸诉状将该电器公司告上法庭，要求被告赔偿各项损失共计9万余元。最后，原被告在法庭的主持下，自愿达成调解协议，被告某电器分司除去已支付的7000元医疗费外，另赔偿原告小李各项经济损失工计3万元。

各行各业的生产虽然日趋自动化，但仍然有不少涉及体力处理操作的工序是不能完全被取代的。手工操作所造成的伤害，在作业场所的伤害事故中的比例高达1/4。其中半数以上是背部的伤害病症，还有上肢肌肉筋骨的损伤，其他的伤害包括割伤、跌伤及挫伤。计多伤害病症往往不是由于一次事件，而是累积而造成的。

当进行手工操作时，应运用正确的手工操作方法，避免身体受伤。因此，凡需进行手工操作工序的人员，必须要清楚地了解手工操作的正确方法，以减轻受伤的机会。

一、手工操作导致的伤害

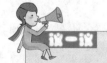

举起、运送重物可能对人的身体造成怎样的伤害？

在从事手工操作时，举起、推、拉及运送重物时，有可能对身体造成下述伤害。

1. 背部损伤

当站立时，背部保持平直，椎间盘平均受压，脊椎处于最自然的状态，如图19.1所示。当提举重物时，弯腰或扭动身躯的动作，腰椎便承受物件的负重，会令椎间盘不平均受压，使椎间盘的外表面受到损坏并留下疤痕，从而在一段时间后会变弱并且在压力下破裂。而且椎间盘会随着老化而变干，其功能及灵活度都减低，更易受伤害。如椎间盘承受的压力过大时，会引致严重拉伤或椎间盘破裂，使脊椎神经受压变形，如图19.2所示。

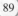

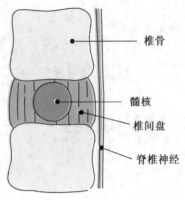

图 19.1　正常的脊椎

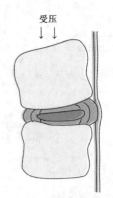

图 19.2　受压变形的脊椎

知识探究

脊柱的结构

人体的背部起着支撑及保护作用，背部的脊柱由33块椎骨组成，脊椎分为3个部分：颈椎、胸椎及腰椎。椎骨之间由软组织椎间盘连接，使之维持有限度的活动能力。

2. 上肢肌肉筋骨损伤

肩膀、上臂、手肘、手腕及手指皆属于上肢的身体部位。许多岗位上的从业人员在日常工作中需要双手、手腕或手臂用力提举及搬运物件，也需要进行急速而频繁的动作。若姿势不当或过度用力，均有可能损伤上肢肌肉筋骨，而造成劳损。上肢肌肉筋骨劳损大致包括以下3种组织的损伤。

（1）肌肉损伤。重复及用力过度的动作会令肌肉长时期处于收缩状态，挤压流经肌肉的血管，减少血液及养分的供应，造成有害的代谢物积聚，使肌肉疲劳，出现酸痛的情况。持续的肌肉收缩，加之没有充足的休息时间去排走有害的代谢物积聚，便会对肌肉造成损伤。

（2）筋腱损伤。筋腱是连接肌肉与骨的软组织。手部及腕部的筋腱有鞘（筋膜）包着。重复或过度的手部活动，可导致筋腱与鞘因磨擦而引致发炎。另外，重复的拉力动作，会引致无鞘的筋腱组织如肩、肘、手臂因摩擦而发炎甚至断裂。

（3）神经受损。神经是负责控制肌肉的活动。磨损的肌肉筋骨会变得肿胀而压迫神经，阻碍神经传导，而令触觉退减。神经长期受压可导致肌肉萎缩。

常见的上肢肌肉筋骨劳损病症如图 19.3 所示。

3. 疝气

疝气是体内组织从包容它的膜壁的缝中脱出而隆起的鼓包。当腹腔器官受到压力时，就有可能被挤压到腹壁较为薄弱的地方。所以，在人们举重物时，身体前弯，腹腔体积减少，就增大了对内腔器官的压力，而导致疝气。

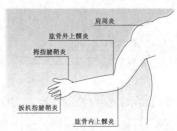

图 19.3　常见的上肢肌肉筋骨劳损病症

4. 挫伤、擦伤及割伤

挫伤、擦伤、割伤等是在负重、跌落及其他不适当的工作环境中，可能发生的伤害。

二、手工操作导致伤害的原因

手工操作造成伤害的成因有以下几个方面。

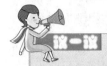

结合您的职业或岗位，讨论搬运物件时造成伤害的原因有哪些?

1. 工作任务

（1）远离身体躯干拿取或操纵重物。

（2）超负荷的推、拉重物。

（3）不良的身体运动或工作姿势，尤其是躯干扭转、弯曲、伸展取东西。

（4）超负荷的负重运动，尤其是举起及搬下重物的距离过长，搬运重物的距离过远。

（5）手工操作的时间及频率不合理。

（6）没有足够的休息及恢复体力的时间。

（7）工作的节奏及速度安排不合理。

2. 物件

（1）过重。

（2）过宽及过于笨重。

（3）难于提、拉。

（4）不稳或者物品容易移位。

（5）锐利、过热或有其他危险。

3. 工作环境

（1）在局限空间工作，限制了良好的工作姿态。

（2）地板不平衡、滑或不稳。

（3）工作面或地板面有振动。

（4）温度及湿度不好。

（5）因通风或阵风造成的条件问题。

（6）照明条件不佳。

4. 个人能力

（1）需要超常的体力及身高。

（2）对有身孕及健康不佳者会造成危险。

（3）从安全的角度，要求有特殊知识或培训。

5. 其他因素

如着装或个体防护用具有碍于运动或姿态保持。

三、控制手工操作危害的措施

要避免手工操作造成的伤害，要从消除手工操作的危险因素入手，采取有效的措施。

1. 改善工作场所设计

（1）尽量使工作在同一个水平面上，减少人力提举的次数。

（2）应善用可调校高度的台椅来配合工作，避免前臂过度伸展、手腕屈曲及扭转等动作。

（3）工作所需及常用的物件应集中在可触及的范围内，避免经常转身及过度伸展上肢的动作。

（4）规划工作场所的储存区域，负重的物件应放置腰部高度，这样安排可方便存取及减少人力提举。

2. 改进物品重量和形状

（1）把物件重新包装至较小的尺寸，以减轻重量。

（2）添加牢固的提手或提柄。

（3）避免载荷物有锐利的边、角，避免拿或搬运时受伤。

3. 选用合适的辅助工具

（1）应尽量选用适当的手工具，如重量、握柄要恰当及使用时手腕姿势自然不屈曲，这有助于减轻紧握物件时肌肉所发的力度。

（2）善用辅助工具（如手推车）来搬运重物，避免人力提举（见图19.4）。

4. 改善工序安排

（1）重新安排物品搬运流程，缩短距离，减低高度，减少重物反复搬运的次数。

（2）编排轮流做不同的工作，令工作范围多变化，也可减少固定或重复性动作。

（3）如工作涉及长时间用力握着工具或重复而又急速的动作，便应安排员工有适当的休息时间，帮助恢复体力。

5. 正确的操作姿势

（1）避免采用不良的姿势，如弯腰弓背、手腕屈曲或扭转、上肢过度伸展等动作。

（2）避免长时间处于固定的姿势，应稍作转身或走动来舒展局部受压的部位。

（3）尽量减少动作的速度和力度，特别是提举重物时，应采用正确的人力提举方法，保持背部平直及用大腿肌肉发力；当搬运大量重物时，更应利用辅助工具（如手推车）来减少提举时的肌肉负荷。

6. 工作分配

（1）必须让员工接受专门训练。

（2）分配工作时应考虑员工的能力及身体状。

（3）让新员工逐步适应工作的效率。

7. 休息及舒展运动

（1）要让肌肉筋骨得到充足的休息，以免积聚疲劳。

（2）利用休息时间做一些舒展运动来松弛筋骨，帮助恢复体力（见图19.5）。

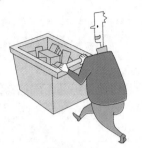
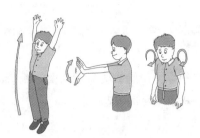

图 19.4　使用搬运工具搬运　　　　　　图 19.5　工间舒缓操

做一做

在老师的带领下，做一做工（课）间舒缓操，伸伸腰、耸耸肩、扭扭手腕，放松一下。

四、正确的人力提举方法

如果经常需要提举及搬运物件，采用正确方法，便可以减少受伤的机会。一般的方法是尽量保持腰直，利用大腿肌肉力量来提举。以脚力而不用腰力提举重物，就是考虑到人体的脚力远比腰力强，而腰部比脚部容易在提举动作中受伤。这种方法当然要根据当时的环境而确定。在可能的范围内，人力提举的方法应遵照以下步骤操作，如图 19.6 所示。

（1）准备搬运时，应先靠近被搬运物件，双脚站立于重物两边。

（2）双脚应分开站立（约与肩宽），并将一只脚踏前，另一只在后。踏前的一只脚应指向前行的方向。若脚部紧靠在一起，重量便集中在地面一小块范围内，使人容易失去平衡而绊倒。

（3）当蹲下时将两腿稍微分开、屈膝；保持背部挺直、身体平衡。

（4）清楚界定握手位置及确保不会溜手；正确地握持重物，用手掌、指根及拇指握紧物件，同时用前臂以增加物件的紧握程度。手臂应尽量紧贴身体。

（5）提举时，腿先要用力，将物件尽量贴近身体，用强而有力的腿部肌肉而非使用背部肌肉发力来进行提举动作；提举时，动作必须流畅，切勿急速。

（6）搬运时切勿扭动腰部；利用双脚转身，不可扭腰。

（7）慢慢放下物件，如有需要可屈膝，同时保持背部挺直。

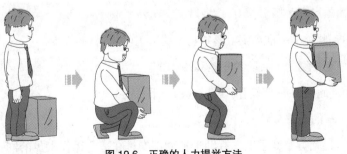

图 19.6　正确的人力提举方法

想一想

分成几个小组，小组成员分别将重物搬运至 3m 远处。讨论并练习正确的搬运方法。如有争持，讨论解决或举手请教老师。

知识探究

考虑到人体能力的限制，尽量避免徒手提举重于 16kg 的物件。表 19.1 所示为提举 16kg 或以下重量的物件时，根据人体能力而作出的每分钟最高频次的建议。若超越此频次，可能会增大受伤风险。

表 19.1 提举重物的每分钟最高频次建议

物件重量（公斤）	2 ~ 3	4 ~ 8	9 ~ 10	11 ~ 16
每分钟最高频次	12	5	2	1

五、人力提举的辅助设备

要控制手工操作对人体的腰部及上肢肌肉筋骨的伤害，可借助机械辅助设备。利用机械辅助设备，主要是减轻体力操作时的负荷，籍此提高效率，亦可减低受伤机会。现实各行业已于日常工序当中普遍采用体力辅助设备，类型由最简单的手动工具至大型的电动叉车或吊钟装置不等。下面介绍一些体力操作辅助设备，其辅助特性及适用的工序范畴。

1. 手推车（四轮和有手柄）

如图 19.7 所示，此类型手推车备有后轮辅助转向装置，可减少用力转向。运载较重及体积大的货物时，利用手推车的转向辅助装置，可大大减轻手工操作。这种类型的手推车适用于办公室搬运档案、文件夹等。

2. 手推车（两轮和有手柄）

如图 19.8 所示，此类型手推车供上落货物及提取工序之用。

3. 手推车（装有特别上下台阶的车轮和手柄）

如图 19.9 所示，此类型手推车用于运载货物上下台阶。

4. 有升降台装置的手推车

如图 19.10 所示，此类型类手推车有助于把物件安排在适合操作人员的同一水平的施工面上工作，既可减轻体力需要，亦可避免弯腰提举物件造成的伤害。

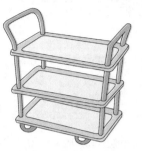 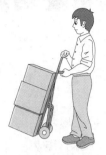 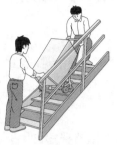 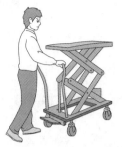

图 19.7　手推车　　　　图 19.8　手推车　　　　图 19.9　手推车（装有特别　图 19.10　有升降台装置的
（四轮和有手柄）　　　（两轮和有手柄）　　　上下台阶车轮和手柄）　　　　手推车

5．手推服装挂架

如图 19.11 所示，此工具可将衣服挂在特定的手推架上，然后再移动或搬运。

6．叉车

叉车分别有油压式操作或电磁驱动两种，其主要作用是用铲叉提起、降低及搬运以台板盛载的货物，并辅助堆叠货物之用。此工具适合搬运、堆叠大量及体积大的货物，如图 19.12 所示。

7．叉式铲车

叉式铲车（见图 19.13）以电磁或液化石油气驱动，作用同样以铲叉升起台板，然后堆叠货物。叉式铲车可提升的高度较高，运载的距离也较长，适合搬运、堆叠大量及体积大的货物。操作员需具备叉式铲车操作员资格证书方可操作。

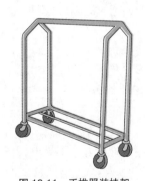 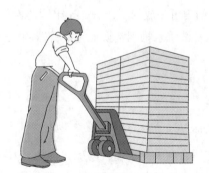 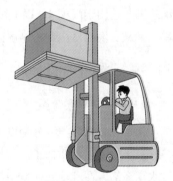

图 19.11　手推服装挂架　　　　　图 19.12　叉车　　　　　　　图 19.13　叉式铲车

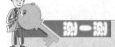

1．减少职业伤害"从我做起"，讨论并回答怎样做可以减少手工操作对人体的伤害。

2．3～5 人组成学习小组，模拟搬运重物的情景，讨论、练习和测试正确的人力提举方法。

第二十课　梯子使用安全

梯子引发的安全事故

根据美国劳工组织统计数据显示，每年共有 25 383 人因为使用梯子受伤，其中 95 人死亡。加拿大官方统计数据显示，每年将近有 8 000 人在使用梯子时受伤，其中有 10% 的伤者因伤情严重需住院治疗。

在国内虽未见如此分类的统计数据，但从 2007 年的一则报道中可见一斑：2007 年 8 月，著名的前国足门将李富胜，在家中登上一种"人字梯"悬挂镜子时，梯子突然失去平衡，导致其从梯子上跌落，脑部着地，经抢救无效死亡。

这则报道在当时引起了不少人的关注，我们在扼腕叹息之余，不禁要问：这个"事故梯子"质量合格吗？符合安全标准吗？使用者在使用前检查梯子的安全性了吗？使用者是安全地使用梯子吗？

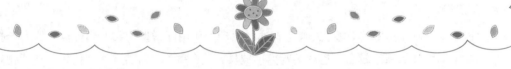

梯子是一种用于使用者上下攀爬，带有踏板（或踏棍）的装置。当需要在高处作业时，应如何选择梯子或脚手架呢？简单的原则是长时间工作或须要水平移动的工作，最好使用脚手架。移动式梯子适用于高度 4m 以下短时间内可完成的工作。一架牢固的梯子可以使许多工作变得更简单，如从更换电灯泡到粉刷房间，从清洗水槽到更换烟雾报警器的电池。

一、梯子的种类

1. 梯子按材质分类

梯子按材质分类可分为以下 3 种。

（1）竹制、木质梯子。木梯比铝合金的梯子重且易老化损坏。木梯绝缘性较好，不导电，但吸水率较高，在潮湿的环境中仍可能发生触电的问题。

（2）铝合金梯子。铝质梯子的重量仅为木制梯子的 20% ~ 50%，它更易于从储存室搬进搬出及四处移动。铝合金梯子不可以在触电危险的场合下使用，但每年仍有不少人因梯子倒落在裸露线上而触电死亡。

（3）玻璃纤维梯子。玻璃纤维材料是一种复合材料，由无碱玻璃丝、连续毡与树脂等复合而成。强度高于普通钢材，比重较铝轻三分之一，吸水率极低，在潮温环境下不导电，电学绝缘性能极佳。玻璃纤维材料同时具有质量轻、强度高及绝缘的独特品质，是其他材料无与伦比的。玻璃纤维梯虽然有强度及质轻的优点，但玻璃纤维材质却很容易因受阳光曝晒而劣化，另外，一些化学物也容易破坏玻璃纤维。因此，在使用玻璃纤维梯时要特别检查如变色或龟裂等损坏的特征。

2．梯子按结构分类

梯子按结构分类可分为直梯、人字梯、折叠式梯子和伸展式样梯子。折叠式梯子又有二折梯、四折梯等；伸展式梯子也有二连升梯、三连升梯、双面升降梯、二维变换梯、三维变换梯等。图 20.1 所示为折叠梯，图 20.2 所示为人字梯，图 20.3 所示为伸展梯。

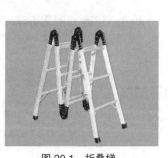

图 20.1　折叠梯

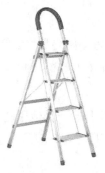

图 20.2　人字梯

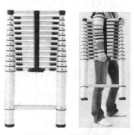

图 20.3　伸展梯

3．梯子按额定强度分类

在绝大多数优质梯子上，都附有标明额定强度的标签。例如，1 类梯子为工业级梯子，其额定负重为 113.4kg，也是最牢固的梯子；2 类梯子为商业级梯子，其额定负重为 102kg；3 类梯子的额定负重则为 90.7kg。

二、梯子使用前应做的准备工作

1．正确地选用梯子

（1）梯子应该符合安全标准，结构良好。

（2）选用适合工作任务需要的梯子；电焊及接近任何电线或电气维修时不得使用金属梯（见图 20.4）。

（3）梯子应坚固完整，梯子的支柱应能承受作业人员及所携带的工具、材料攀登时的总重量。

2．在使用梯子前须仔细检查梯子

（1）梯子保持清洁干爽，无油脂、油污、湿油漆、泥、雪等滑的物质。

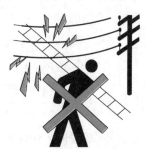

图 20.4　金属梯不得接近电线

（2）梯级没有裂纹、缺失、松脱或弯曲。

（3）扶手没有裂纹及破损后弯曲。

（4）木梯没有油漆。由于油漆会遮蔽木梯可能出现的裂缝，木梯只可用光油等透明物质处理。

（5）金属梯没有锈蚀，所有铆钉、螺栓螺母及活动部件连接紧密，伸展卡簧、铰链工作状态良好。

（6）人字梯应有坚固铰链与限制开度拉链（电气用的梯子可用坚实的拉绳）。

（7）梯脚的检查。大多数金属梯及玻璃纤维梯都有梯脚套，以增加摩擦力，防止滑倒，在使用前应检查梯脚套是否磨耗殆尽。

3．使用者做好准备工作

（1）整平地面，清除地面杂物或拭干湿滑地面。

（2）蹬梯工作时不要穿硬底或带钉易滑的鞋子，要穿橡胶底或其他类型的防滑鞋。

（3）鞋底保持清洁，不能沾有湿泥、涂料、粉尘等。

（4）在攀登梯子之前，应确认口袋中没有任何刀具、剪刀或其他尖头工具。

（5）有生病或服药足以影响平衡的情形，千万不要使用梯子。

三、安全使用梯子

绝对安全的梯子是不存在的，因为重力始终是"无情的敌人"。不过，正确的使用方法可以在很大程度上降低在使用梯子时发生事故和受伤的风险。

1. 梯子的用途限制

（1）不可将梯子用作垫木、支撑、工作台或其他用途，只能用作攀爬用。

（2）禁止将人字梯合拢作为直梯使用。

2. 架设梯子的注意事项

（1）直梯与地面夹角为60°，顶端与构筑物靠牢，下端应有防滑措施。

（2）在使用直梯或伸缩梯时，确保高度每升高1m，距墙体的距离就增加0.3m。

（3）当使用直梯时，要遵循"四点接触"原则，确保梯子两个扶手的顶端都牢牢地依靠在墙体上，而且两条梯腿也必须稳固地支撑在地板或地面上。

（4）梯子不得接长或垫高使用；禁止把梯子架设在木箱等不稳固的支持物上或容易滑动的物体上使用。

（5）在工作前须把梯子安置稳固，不可使其动摇或倾斜过度（见图20.5）；梯子不能稳固搁置时，须设专人扶持或用绳子将梯子与固定物绑牢。

图20.5 把梯子安置稳固，不得倾斜

（6）必须放在门前使用时，要采取防止门被突然开启的措施。

（7）必须将梯子置于通道上使用时，应将通道设一围护栏或设监护人。

3. 攀爬梯子的注意事项

（1）上、下梯子时，手上不要拿任何物件，而妨碍双手抓住梯子。

（2）攀登时人面向梯子，双手抓牢，身体重心保持在两梯柱中央。

（3）在梯子上工作时应使用工具袋；物件应用绳子传递，不准从梯上或梯下互相抛递。

（4）禁止从梯子的一侧直接跨越到另一侧。

4. 在梯子上工作时的注意事项

（1）作业时不要站在离直梯顶部1m范围内的梯阶上，最高两挡不得站人，永远保留1m的安全保护高度，更不要攀过顶部的最高支撑点，不许站在人字梯最顶端上工作（见图20.6）。

（2）在梯子上工作时要面对梯子，如果背向梯子或在某些情况下，则应使用安全带。

（3）在梯子上工作时不要过分用力地推拉刮刀或其他工具。

（4）在梯子上工作时应注意施工方式与姿势，避免头后仰作业，以防后仰坠落。

（5）不得斜着身子远探工作，防止将梯子蹬倒（见图20.7）。

（6）有人在梯子上作业时，禁止移动梯子，防止梯子损坏和人员从梯上摔落。

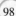

（7）严禁两人站在同一梯子上工作和上、下（见图 20.8）。

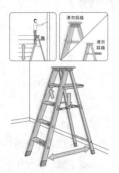
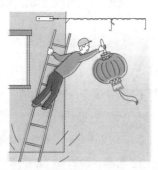
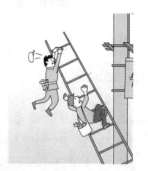

图 20.6　梯子安全作业　　　　图 20.7　不得斜着身子远探工作　　图 20.8　严禁两人站在同一梯子上工作和上、下

四、梯子的保管、保养与维修

案例故事

梯子的故事

　　青岛啤酒集团的生产车间为方便工人上下，就在一个角落里放置了一个活动梯子。用时就把梯子支好，不用时就把梯子立到拐角处。为了防止梯子倒下把人砸伤，便附上一条"请注意梯子，注意安全"的提示。几年里，大家一直是这样使用梯子，用完后再立到原处，谁也没有觉得不妥。有一天，一位熟悉汉语的外方专家在参观车间时，看到梯子的摆放和梯子旁边的提示用语，便建议将提示修改为"不用时，请将梯子横放"。很快，一个新的条幅挂上了，随之多年的习惯做法也得到了改变，也就是谁用完梯子就要自觉地把梯子横放在原处。

　　移动式梯子，使用次数较频繁，往往随手搬用，不加细察。因此，除新梯在使用前须按照现行的国家标准进行质量验收外，还需经常性地进行检查和保养，妥善保管。

（1）环境条件恶劣会降低梯子的使用年限，应将梯子保管在干燥、洁净的场所。

（2）平时不用时应将梯子放倒，并放在角落里，以免梯子倒后伤人。

（3）定期清洁梯子，避免某些化学物质腐蚀梯子表面。

（4）定期检查连接部位，必要时加注润滑油。

（5）如遇到梯子材料变弯、折断或连接件不能正常工作时，务必与制造商联系，进行专业维修。

测一测

　　1. 3～5 人组成学习小组，讨论、练习、测试人字梯、直梯的正确使用方法。

第二十一课　滑倒和绊倒

员工厨房滑倒失血丧命

某饭店一名服务员在餐馆厨房工作时滑倒，被酒杯碎片割伤颈项而丧命。

死者刘先生是一名吧台服务员，这日晚上 10 时 10 分，他拿着酒杯托架到餐馆厨房清洗酒杯时滑倒，托架上的 25 个酒杯掉落地上砸碎，颈项被飞溅的碎片割伤，血流如注，不支倒地，之后被救护车送入医院，一个小时后不治，死因是颈动脉被切断，导致大量流血。

据调查，事发当天，厨房洗碗碟处地板湿滑，并且油腻；厨房没有放置防滑垫子；死者滑倒处有一排瓷砖，原来的防滑瓷砖已损坏，被改铺较易滑倒的瓷砖，虽然有人质疑改铺的瓷砖不安全，但并未被换掉；洗碗碟处狭窄，意外发生时，地板上放着塑胶箱子和托架。

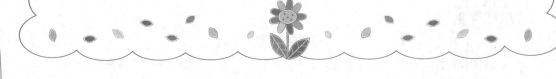

滑倒和绊倒是工作场所最常见的意外。从过往的职业意外类别分析可以察觉到滑倒和绊倒在众多的意外类别中是占首位。虽然它们并非死亡及严重工伤意外的最主要成因，但意外的发生除了会引起员工受伤外，对员工及家人都会造成伤痛，对公司亦会造成一定程度的损失，包括人力资源的损失、受伤员工缺勤工资、生产受到影响、时间损失、保险费的增加、承担可能的法律诉讼费用、商誉的受损等。因此，机构必须改善工作方法，物件的摆放，给员工提供适当的鞋履工作环境，达到防止意外的目标，以可减低员工失足滑倒及绊倒的事故。

一、滑倒与绊倒及其后果

滑倒是由于鞋底与地面缺乏有效的接触（摩擦力）而发生的意外。当鞋底刚与地面接触的一刻及刚离开地面的一刻或需要转方向时，如果鞋底与地面的摩擦力不足便会导致滑倒意外。浅窄的楼梯级、过分光滑的地砖、溅满油渍或水渍的地面、不合适的鞋履和沾有泥尘的鞋底皆可促成滑倒。在容易滑倒的地方应放置提示牌，如图 21.1 所示。

绊倒是指步行移动途中没有察觉到有低矮的障碍物，令身体失去平衡而跌倒。地面障碍物的存在可能来自多方面，如长期放置在现场或暂时存放或员工完成工作后遗留下来的障碍物、不平的地面、松弛的电线接线板或管道及其他横放在通道上的物件。在容易绊倒的地方应放置提示牌，如图 21.2 所示。

不要以为滑倒及绊倒的意外并非严重。事实上，滑倒及绊倒除了会引起撞伤、扭伤外，亦会导致严重意外的发生，例如：

（1）撞向硬物而导致严重受伤（见图 21.3）；

（2）撞向尖的或锋利的物料；

（3）撞向开动中的机器的危险部分；

（4）跌向灼热的机械或火焰（见图21.4）；

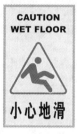
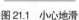

图21.1　小心地滑

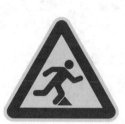

图21.2　小心绊倒

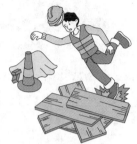

图21.3　绊倒撞向硬物可能导致严重受伤

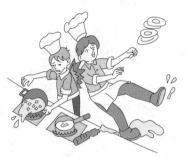

图21.4　滑倒，跌向火焰或热油，造成严重烫伤

（5）跌向腐蚀性的物质；

（6）在高空作业导致人体下坠；

（7）在洞穴或沟渠旁导致人体下坠；

（8）跌向河中或水中导致遇溺。

二、滑倒的原因及避免措施

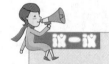

议一议

想想你的工作区域有什么滑倒隐患？你将怎么避免？

产生滑倒的原因，包括地面污染、地面清洗、地板和鞋的作用，以及一些人为因素和环境因素。

1. 地面污染

（1）员工一般不会在一个干净的地面上滑倒。水、油、灰尘等都可能会使地面更滑，它们可能产生于：

① 清洁地板时带来的潮湿（见图21.5）；

② 管道的泄漏（见图21.6）；

③ 容器的溢出；

④ 下雨天大堂的入口；

⑤ 机械泄漏和喷溅物；

⑥ 工作过程。

（2）预防地面污染产生的措施如下：

① 用盖子盖住容器（见图21.7）；

② 使用托盘；

③ 调校机械，用泄露处理器检查机械漏油的地方（见图21.8）；

④ 使用屏蔽防止飞溅；

⑤ 在入口处设置地毯，提供放置雨伞的设备（见图21.9）；

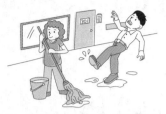

图 21.5　清洁地板时带来的潮湿造成滑倒

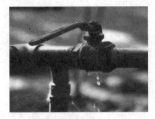

图 21.6　管道的泄漏

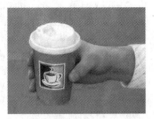

图 21.7　用盖子盖住容器，防止地面污染

⑥ 使用提供良好的排水系统将水、液体等排走。在有大量水或液体产生的地方加上排水栅栏（见图 21.10）。若排水栅栏上有人需要经过，栅栏面亦应为防滑。

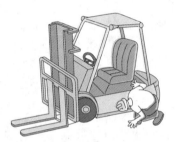

图 21.8　检查铲车漏油情况

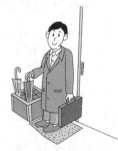

图 21.9　在入口处设置地毯和提供放置雨伞的设备

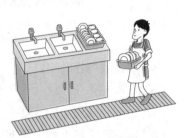

图 21.10　在有大量水或液体产生的地方加上排水栅栏

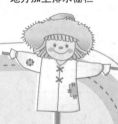

案例分析

- 案情

员工端饭时洒了一地汤，但他回到自己的办公桌吃饭。可能采取的措施有：

A. 提供清洁工具；B. 提供并鼓励使用托盘；C. 告诉员工要更加小心地端送食品；

D. 把食物放在容器内，并提供盖子。

- 问题

分析这些处理措施的效果。

- 分析

A. 将不会停止泄漏，但是迅速和妥善的处置，将消除污染减少事故发生的可能性。

B. 如果使用容器和盖子这将是停止泄漏的有效方式。

C. 不会控制泄漏发生，需要提供控制和指示。

D. 如果使用盘子这将是控制泄漏最有效的方式。

2. 地面清洗

地面清洁最重要的是要选择最佳的清洁方法。地面已被污染时，有效的清洁应该消除和减少污染的危险，但不正确的清洁方法可导致污染源，使地板更滑。如湿清洁的过程及清洁后可使地板变得更滑。

通常使用拖把是最常见的清洁方法和最佳的平滑地板清洁工具，将平滑闪亮的地板拖干净直至完全干燥。即使是挤压过的湿拖把也不会把地板拖得干燥，而使用干拖将加快地板的干燥。

采取措施，使人们不从拖后未干的湿滑地板上行走，例如：

（1）不要在工作时间拖地；

（2）使用物理屏障提示人们绕行（见图 21.11）；

（3）留出干燥的通道供人通行。

3. 鞋

鞋类可以在防滑上发挥重要的作用，尤其是在地面无法保持干燥或干净时。但很多的鞋，如凉鞋、拖鞋、高跟鞋、磨损严重的鞋等都有可能增加滑倒的机会，因此，选择合适的工作鞋是非常重要的，如图 21.12 所示。事实上，良好防滑性能的鞋会大大减少滑倒的危险，但不要完全依赖它。要特别注意，时尚的鞋不一定有很好的防滑性能。

根据工作场所的环境，选择一双合适的鞋子。

（1）工作场所不会出现经常的污染。选择合适的鞋子即可，合适的鞋子将提供舒适和稳定。

（2）经常地溢出热水，但地板并不滑的工作环境。为了避免足部和脚趾被烫伤，应选择合适的封闭足趾类鞋子。

（3）可能会有重物或危险品落到脚上的工作环境。为了避免足部受伤，可能需要特别的保护足趾类的鞋子，如防砸鞋。

（4）地板上经常出现油类液体的污染环境。合适的鞋子并不能防止滑倒发生，需要使用特定的防滑鞋。

良好的防滑鞋（见图 21.13）可以保护穿着者减少滑倒的危险。鞋底的制作材料和花纹都是重要的防滑措施。一般来讲，软和密排胎面花纹底的鞋适合在室内有工作液体污染的场所，加宽花纹可以更好地适应室外或是固体污染物的环境。

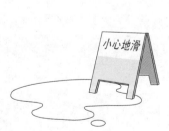 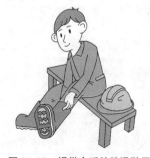 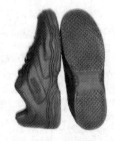

图 21.11　使用物理屏障提示人们绕行　　图 21.12　提供合适的防滑鞋子　　图 21.13　防滑鞋

选择合适的工作鞋只是第一步，鞋子发放后，还需要监控以确保员工正确使用。要确保员工穿着它并保持清洁；当磨损严重时及时更换它们；还要考虑到临时工作人员和访客穿的鞋。

发放防滑鞋不会解决所有的滑倒问题，仍然需要通过其他方式来降低滑倒风险，如地面清洁、控制污染、更安全的工作模式。

4. 人的因素

人的因素是指人在滑倒风险中的影响，如下所列。

（1）理解：能够理解安全指示、标志和标签；

（2）个性：人对指示的反应，如忽视指示、冒险；

（3）能力：安排员工做一些超越其能力的任务，如缺乏培训；

（4）疲劳：疲劳可能会影响进行一项任务的能力；

（5）行为：人如何行动，如急于解决，同时考虑走捷径；

（6）知觉：在工作环境中的信息处理，如分心。

人的因素并不总是可控的，但许多可以预见。要注意的是，青年工人、新工人可能更容易出事故，因为其可能不明白为什么被要求这样做。因此，良好的培训和监督是至关重要的。

• 案情

一名新上岗的保洁员，6点开始工作，完成后可以回家休息。经验丰富的员工都能快速完成工作。这名新员工没有任何保护鞋，他在晚上还要开出租车。新员工在快速工作时滑倒并撞到推车致脚踝受伤。

• 问题

1. 是什么原因导致事故的发生？

2. 应采取什么措施来避免这样的事故发生？

• 分析

1. 导致事故发生的原因

（1）没有穿合适的鞋子。

（2）缺乏工作经验，工作效率不高。

（3）安全生产意识不强，疲劳作业。

2. 改进措施

（1）配备合适的鞋子。

（2）加强新员工的劳动技能培训，提高劳动效率。

（3）加强新员工职业安全培训，增强安全技能，提高安全意识。

人的有些活动可能会增加滑倒和绊倒的风险，如下所例。

（1）搬运：可能看不到地板上的危险，如果失去平衡将可能跌倒（见图21.14）；

（2）推拉：将需要更多的抓地力，可能看不到地板上的危险（见图21.15）；

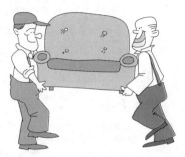

图21.14　搬运

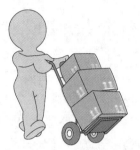

图21.15　推拉

（3）仓促：移动速度快，需要更多的抓地力和在更短的时间内作出对危险的反应（见图21.16）；

（4）分心：如在走动时交谈、阅读、打手机或突然的噪声等（见图21.17）。

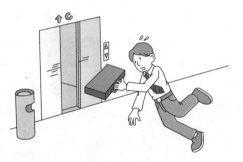

图21.16　仓促

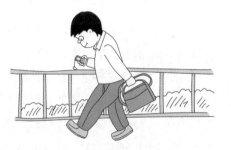

图21.17　分心

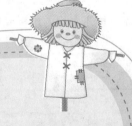

案例分析

● 案情

从仓库到大堂有一条长长的过道，灯已经坏了很久。员工往往摸黑抱着物品穿过过道，根本看不清地面和前方的状况。针对这一情况，可采取以下的态度和措施：A. 没什么，这个过道一直是这样；B. 报计划购置灯具，当到货时解决；C. 立即修理损坏的灯具。

- 问题

分析这些态度和措施的效果。

- 分析

A. 不能因为它一直是这样而不去改善，使风险一直存在。

B. 在此区域工作的人员正处在危险中，应安装临时照明。

C. 重要的是立即修理损坏的照明，但要注意维修人员的资格和合适的工具，如在高处请使用正确的高处作业设备。

5. 环境因素

环境因素是滑倒事故中占很大比重的因素。良好的环境可以减少滑倒伤害的发生。下列环境因素可能影响滑倒事故的发生。

（1）照明：昏暗或过亮的光线，使危害很难被发现；

（2）湿度：环境潮湿，使地面湿滑，容易产生滑倒风险；

（3）噪声：噪声环境可能分散注意力，而且可能无法听到安全提示。

三、绊倒的原因及避免措施

当你的脚接触到你没发现存在的物体时可能会发生绊倒，如门槛、台阶；通道上的导线和电缆；损坏或不平坦的地板或松散的地毯；留在人行道上的障碍物，如临时存放的货物、杂物，完成工作后忘记取走的工具及杂物；敞开的抽屉或柜门。

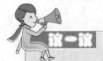

想想你的工作区域有什么绊倒危害？你可能会遇到什么？你可以怎么做？

1. 设计时就充分地注意

许多绊倒危害是可以消除的，注意以下的设计细节，以消除和减轻绊倒危害。

（1）在可能的情况下，避免单一台阶出现。

（2）避免出现地面物质的改变和水平的变化，如果不可避免，要清楚地显示它们（见图21.18）。

（3）标示地面不平之处，加上黄黑相间警觉条纹，展示警告标志。

（4）提供足够的电源插座，尽量减少过长的电源线（见图21.19）。

（5）确保电源插座和表面与地板齐平。

（6）提供良好的照明。

（7）提供足够阔度及畅通的通道、提供足够的储存空间（见图21.20和图21.21）。

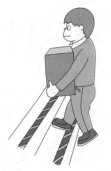

图 21.18　标示高危位置

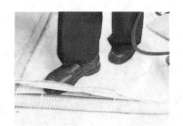

图 21.19　尽量减少过长的电源线

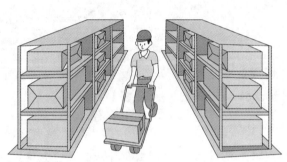

图 21.20　提供足够阔度及畅通的通道

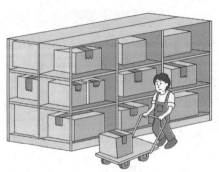

图 21.21　提供足够的储存空间

如果建立一个临时阻塞是不可避免的，如装卸货物，应该有明显的警示标志，警告人们存在的危害，或想办法阻止人员进入。

2. 定期保养

定期保养是预防绊倒危险的重要措施，如不平整的地面瓷砖、剥皮或损坏的地毯（见图 21.22）、道路上的坑洞、茂盛的植物遮盖了小径等。凡不能立即进行修理的，要有危险提示和阻止围栏。

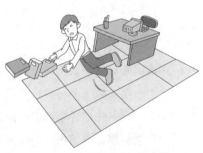

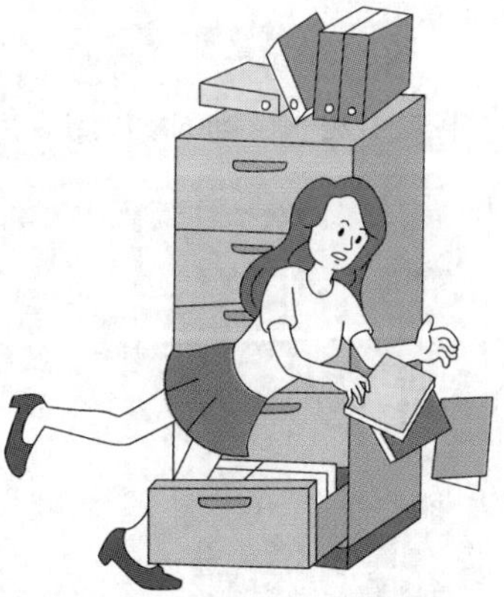

图 21.22　破损的地毯易导致绊倒

3. 人为因素

一些工作活动，如清洁和维修，可能会产生临时绊倒的危险。某些工作任务，如携带、推拉，可能会使人们注意不到绊倒的危险。没有良好的整理习惯，将物品随意堆放在过道上，拉开的文件柜抽屉不及时关上（见图 21.23）等，都容易造成绊倒事故。分心和仓促，如边走边看文件、与人交谈或发短信，可能没有注意到地面的危险因素而绊倒。

图 21.23　未及时关上的文件柜抽屉易造成绊倒事故

案例分析

- 案情

通道的地面损坏了，有多位员工被凸起的地砖绊倒（见图21.24）。可采取以下的态度和措施：A. 把它列入工作单，目前工作太忙，有时间再做；

B. 提示危害并设置隔离；C. 修理或更换损坏的表面。

- 问题

分析这些态度和措施的效果。

- 分析

A. 不采取行动的手段，使员工仍处在危险中。

B. 只是暂时的解决方法。

C. 会彻底消除绊倒风险。

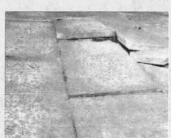

图 21.24　破损的地面

4. 环境因素

环境因素可能会影响绊倒的可能性，如下所列。

（1）照明：照明不良或过度强光的环境将会增加绊倒的危险；

（2）噪声：噪声环境可以分散注意力，并不易听到危险的提示；

（3）覆盖物：覆盖物可能掩盖地面上的绊倒危害。

做一做

对比两张图的不同之处，找到图21.25中的4项安全隐患，指出图21.26中采用的解决方案。

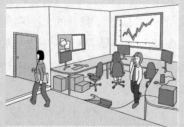

图 21.25　安全隐患

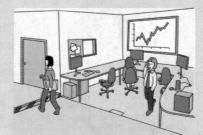

图 21.26　解决方案

你能发现图 21.27 中的绊倒和滑倒隐患吗？对发现的绊倒和滑倒隐患你能做什么？

图 21.28 已给出了解决建议，请你描述图中给出了哪些建议。

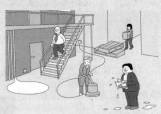

图 21.27　安全隐患

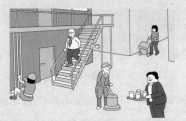

图 21.28　解决建议

第二十二课　防火防爆

　　火灾爆炸事故一旦发生，将会给企业带来一定的破坏，甚至造成人员伤亡、设备损坏、建筑物被毁；严重时还将造成停产。因此，它不仅要求从事具有火灾、爆炸危险工作的职工做好防火、防爆工作，而且要求每一个职工都应做好这项工作。

案例故事

上海高楼火灾酿惨剧

　　2010 年 15 日 14 时 15 分左右，上海静安区胶州路 728 号一幢 28 层民宅发生特大火灾，火势凶猛，大楼内弥漫着滚滚浓烟，过火的脚手架上还爬着不少的居民，他们正在等待救援。火灾发生后，上海消防部门立刻出动 25 个消防中队、百余辆消防车投入战斗，并通知燃气和电力部门及时切断燃气和电力供应，防止爆炸。医院介绍，收治的伤员绝大多数不是烧伤，而是吸入烟尘造成吸入性呼吸道损伤。这场大火致使 58 人遇难，百余人受伤，造成近 5 亿元的直接经济损失。

看一看

　　2010 年 2 月 2 日，某市一家医院火灾现场照片如图 22.1 所示。

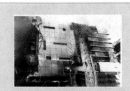

图 22.1　火灾现场照片

一、燃烧

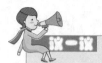

导致火灾事故发生的原因有哪些？

1. 燃烧的定义

燃烧是可燃物与氧化剂作用发生的放热反应，通常伴有火焰、发光和（或）发烟的现象。放热、发光、生成新物质是燃烧现象的 3 个主要特征。燃烧一旦失去控制，就会发生火灾。

2. 燃烧必须具备的条件

可燃物、点火源、氧化剂是物质燃烧必备的 3 个条件，缺一不可。它们之间还有一定数量的比例关系，如当可燃性气体在空气中的含量不多时，燃烧就不一定发生。3 个条件相互结合、相互作用，才可能发生燃烧。图 22.2 所示为禁止用火标志。

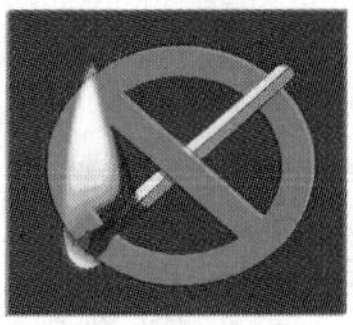

图 22.2　禁止用火标志

（1）可燃物。一般来说，凡是能在空气、氧气或其他氧化剂中发生燃烧反应的物质都称为可燃物，否则称不燃物。可燃物既可以是单质，如碳、硫、磷、氢、钠、铁等，也可以是化合物和混合物，如乙醇、甲烷、木材、煤炭、棉花、纸、汽油等。没有可燃物，燃烧是不可能进行的。

（2）点火源。点火源是指具有一定能量、能够引起可燃物质燃烧的能源，有时也称着火源。有生产用火，如用于气焊的乙炔火焰、电焊火花，加热炉，锅炉中油、煤的燃烧火焰等；有非生产性火，如烟头火、油灯火、炉灶火等；电火花，如电器设备运行中产生的火花、短路火花、静电放电火花等；冲击与摩擦火花，如砂轮、铁器摩擦产生的火花等；聚焦的日光。

（3）氧化剂。凡是能和可燃物发生反应并引起燃烧的物质，称为氧化剂（传统说法叫"助燃剂"）。空气（氧）、氯酸钾、过氧化物等，都是助燃物。

二、爆炸

在企业中，爆炸事故不仅可以破坏工厂的设施设备，而且会带来严重的人员伤亡。特别是爆炸不像火灾那样，根本没有初期灭火或疏散等机会。

1. 爆炸的定义

所谓爆炸是大量能量（物理能量或化学能量）在瞬间迅速释放或急剧转化成机械、光、热等能量形态的现象。但爆炸的本质，则是"压力的急剧上升"。这种压力的上升，有的是物理因素引起的，有的是化学反应或物理、化学综合反应引起的。

2. 爆炸的危害性

爆炸能产生很大的破坏作用。如果在容器中或在管道内发生，则可以将容器或管道炸开，发出爆炸声，喷出爆炸生成的气体。如果是在建筑物内发生，则可使屋顶飞出、建筑物倒塌。另外，爆炸时，由于热膨胀产生气浪的冲击力和很高的温度，一方面造成破坏；另一方面还有可能点燃可燃物而引起火灾。

3. 爆炸的种类

根据上述爆炸的本质和现象，爆炸可区分为物理性爆炸和化学性爆炸两大类。物理性爆炸，一般有高压气体的爆炸和锅炉的爆炸等。而化学性爆炸，包括可燃气体与空气混合物的爆炸、粉尘的爆炸、气体分解的爆炸、混合危险物品引起的爆炸、爆炸性化合物的爆炸等。

（1）物理性爆炸。锅炉是高压容器，存在着破裂的危险。容器因本身腐蚀、疲劳裂纹、烧毁或者过热等原因，若内部压力升高，就会引起锅炉爆炸。锅炉爆炸时，高温高压下的水突然降到正常的大气压，从而迅速蒸发为水蒸气，这时其体积急剧膨胀，具有很大的爆炸威力。

（2）化学性爆炸。

①可燃气体与空气混合物的爆炸。可燃气体，主要有氢、乙炔、天然气、煤气、液化石油气等；可燃蒸汽，主要有由汽油、苯、酒精、乙醚等可燃性液体产生的蒸汽。这种可燃物质在空气中形成爆炸混合物的最低浓度叫做爆炸下限，最高浓度叫做爆炸上限。浓度在爆炸上限和爆炸下限之间，都能发生爆炸。这个浓度范围叫该物质的爆炸极限。如：一氧化碳的爆炸极限是 $12.5\% \sim 74.5\%$。

②粉尘的爆炸。在企业的生产过程中，有些工艺会产生可燃性固体粉尘或者可燃液体的雾状飞沫。当粉尘分散在空气中或助燃性气体中，如果达到某种浓度，遇到火源，就会发生粉尘爆炸，如镁、钛、铝、锌、塑料、木材、麻、煤等粉尘。

③混合危险物品引起的爆炸。这类爆炸性化合物主要指各种炸药。

三、防火、防爆的措施

1. 防火、防爆的技术措施

（1）防止形成燃爆的介质

①用通风的办法降低燃爆物质的浓度，使它达不到爆炸极限。

②用不燃或难燃物质来代替易燃物质。例如用水质清洗剂来代替汽油清洗零件，这样既可以防止火灾、爆炸，又可以防止汽油中毒。

③采用限制可燃物的使用量和存放量的措施，使其达不到燃烧、爆炸的危险程度。

（2）防止产生着火源，使火灾、爆炸不具备发生的条件。应严格控制以下 8 种着火源，即冲击摩擦、明火、高温表面、自燃发热、绝热压缩、电火花、静电火花、光热射线。

（3）安装防火、防爆安全装置。例如，阻火器、防爆片、防爆窗、阻火闸门、安全阀等。

2. 防火、防爆的组织管理措施

（1）加强对防火、防爆工作的管理。

（2）开展经常性防火、防爆安全教育和安全大检查，提高人们的警惕性，及时发现和整改不安全的隐患。

（3）建立健全防火、防爆制度，例如防火制度、防爆制度等。

（4）厂区内、厂房内的一切出入和通往消防设施的通道，不得占用和堵塞。

（5）各单位应建立义务消防组织，并配备有针对性强和足够数量的消防器材。

（6）加强值班，严格进行巡回检查。

3. 生产工人应遵守的防火、防爆守则

（1）应具有一定的防火、防爆知识，并严格执行防火、防爆规章制度，禁止违章作业。

火警报警电话是119，如图22.3所示。

图22.3　拨打火警119

（2）应在指定的地点吸烟，严禁在工作现场和厂区内吸烟和乱扔烟头。

（3）使用、运输、储存易燃易爆气体、液体和粉尘时，一定要严格遵守安全操作规程。

（4）在工作现场禁止使用明火。确需使用时，须报主管部门批准并做好安全防范　工作。

（5）使用电气设施时，如发现绝缘破损、严重老化、大量超负荷以及不符合防火、防爆要求时，应停止使用，并报告领导给予解决。不得带故障运行，防止发生火灾、爆炸事件。

（6）应学会使用一般的灭火工具和器材。对于车间内配备的防火、防爆工具、器材等，应倍加爱护，不得随便挪用。

四、火灾扑救

1. 灭火的基本原理和方法

一切灭火方法都是为了破坏燃烧的3大条件，只要失去其中任何一个条件，燃烧就会停止。但由于在灭火时燃烧已经开始，控制火源已经没有意义，主要是消除前两个条件，即可燃物和氧化剂。

灭火的基本方法如下。

（1）减少空气中氧含量的窒息灭火法。

（2）降低燃烧物质温度的冷却灭火法。

（3）隔离与火源相近可燃物质的隔离灭火法。

（4）消除燃烧过程中自由基的化学抑制灭火法。

图22.4和图22.5所示为常用的消防器材。

2. 常用灭火器的类型和工作原理

灭火器是扑灭初起火灾的重要工具，具有灭火速度快、轻便灵活、实用性强等特点，因而应用范围广。

常用灭火器主要有：二氧化碳灭火器、干粉灭火器、泡沫灭火器、清水灭火器和酸碱灭火器等。

（1）二氧化碳灭火器。主要用于扑救贵重设备、仪器仪表、档案资料、600V电压以下的电气设备及油类等初起火灾。用于扑救棉麻、化纤织物时要注意防止复燃。

（2）干粉灭火器。主要用来扑救石油及其产品、有机溶剂等易燃液体、可燃气体和电气设备的初起火灾。

（3）泡沫灭火器。适宜扑灭油类及一般物质的初起火灾。

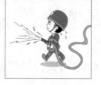 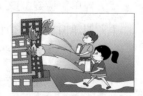

图22.4　用消防器材灭火（1）　　图22.5　用消防器材灭火（2）

二氧化碳灭火器的使用方法

（1）手提灭火器提把，或把灭火器放在距离起火点 5 米处，拔下保险销，一只手握住喇叭形喷筒根部手柄，不要用手直接握喷筒式金属管，以防冻伤。把喷筒对准火焰，另一只手压下压把，二氧化碳射流出来。

（2）当扑救流动液体火灾时，应使用二氧化碳射流由近而远向火焰喷射，如果燃烧面积较大，操作者可左右摆动喷筒，直至把火扑灭。

（3）灭火过程中灭火器应保持直立状态。

（4）要避免逆风，以免影响灭火效果。

干粉灭火器的使用方法

（1）在室外使用时注意占据上风方向。

（2）使用前先将灭火器上下颠倒几次，使筒内干粉松动。

（3）手提灭火器把，在距离起火点 3～5 米，将灭火器放下。

（4）拔下保险销，一只手握住喷嘴，使其对准火源根部，另一只手用力按下压把，干粉便会从喷嘴喷射出来。

（5）左右喷射，不要上下喷射。

（6）灭火过程中应保持灭火器直立状态，不能横卧或颠倒使用。

泡沫灭火器的使用方法

（1）用手握住灭火器的提环，平稳快捷地提往火场，不要横扛、横拿。

（2）灭火时，一手提住提环，另一只手握住筒身的底边，将灭火器颠倒过来，喷嘴对准火源用力摇晃几下，即可灭火。

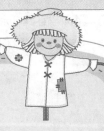

● 案情

2007 年 2 月 24 日 2 时 56 分许，佛山市禅城区升平路某便民百货店发生火灾，烧毁该店日用百货商品一批，火灾蔓延到相邻的某时装百货店、某美发店和二层以上部分

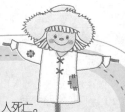

居民住宅，过火面积约为 140 平方米，直接财产损失 32092 元，火灾造成 4 人死亡。

- 分析

（1）火灾原因是该便民百货店内的日光灯电感镇流器异常升温引燃可燃物而酿成的。

（2）起火的场所是典型的集经营场所、住宿、煮食于一体，存在严重的消防安全隐患。

（3）店内存放大量可燃物，蔓延速度快。

（4）起火场所唯一的对外出口是卷闸门，无窗口和逃生门。发生火灾时，通往卷闸门的路被火封死，而且卷闸门也难以打开，导致人员无法逃生。

——资料来源：深圳市安全制度与安全文化协会

测一测

以小组为单位，为学校拟定一份紧急防火防爆工作预案。

第二十三课　安全色与安全标志

案例故事

边过马路边发短信 酿成致命车祸

2009 年的某个星期六早上，大雨滂沱，天气昏暗，某学生出校门返家，在通过马路时，由于没有观察红绿灯标识和来往车辆，而是边走路边发手机短信息，被一辆急速行驶的出租车撞出 10 米，因脑干严重损坏，抢救无效死亡。

　　为了防止事故的发生，由国家有关部门以标准或其他形式，规定了生产经营场所统一使用的安全色和安全标志。安全色和安全标志以形象而醒目的信息语言向人们提供了表达禁止、警告、指令、提示等信息。了解它们表达的安全信息，对于在工作、生活中趋利避害、预防事故发生有重要作用。

一、安全色

1. 安全色规定

安全色是传递禁止、警告、指令和提示等安全信息含义的颜色。我国国家标准（GB2893—2008）《安全色》规定，安全色采用红、蓝、黄、绿 4 种颜色。该标准适用于公共场所、生产经营单位和交通运输、建筑、仓储等行业以及消防等领域所使用的信号和标志的表面色，不包括灯光信号和航空、航海、内河航运以及其他目的所使用的颜色。安全色的特性如下。

（1）红色。传递禁止、停止、危险或提示消防设备、设施的信息。

（2）蓝色。传递必须遵守规定的指令性信息。

（3）黄色。传递注意、警告的信息。

（4）绿色。传递安全的提示性信息。

2. 对比色规定

对比色是使安全色更加醒目的反衬色，包括黑、白两种颜色。

黄色安全色的对比色为黑色，红、蓝、绿安全色的对比色均为白色，黑、白两色互为对比色。安全色与对比色同时使用时，应按图 23.1 所示的规定搭配使用。

黑色用于安全标志的文字、图形符号和警告标志的几何边框。白色用于安全标志中红、蓝、绿色安全色的背景色，也可用于安全标志的文字和图形符号。

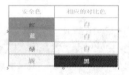

安全色	相应的对比色
红	白
蓝	白
绿	白
黄	黑

图 23.1 安全色的对比色

3. 间隔条纹标示

用安全色和其对比色制成的间隔条纹标示，能显得更加清晰醒目。间隔的条纹标示有红色与白色相间隔的，黄色与黑色相间隔的，蓝色与白色相间隔的，以及绿色与白色相间隔的条纹。安全色与对比色相间的条纹宽度应相等，即各占 50%。这些间隔条纹标示的含义和用途如表 23.1 所示。

表 23.1 间隔条纹标示的含义

颜 色	含 义	用 途 举 例
红白红白红	禁止的安全标记 提示消防设备设施位置	交通运输等方面所使用的防护栏杆及隔离墩 液化石油气汽车槽车的条纹 固定禁止标志的标志杆上的色带
黄黑黄黑黄	危险位置的安全标记	各种机械在工作或移动时容易碰撞的部位 有暂时性或永久性危险的场所或设备 固定警告标志的标志杆上的色带
蓝白蓝白蓝	指令的安全标记	道路交通的指示性导向标志 固定指令标志的标志杆上的色带
绿白绿白绿	安全环境的安全标记	固定提示标志的标志杆上的色带

二、安全标志

1. 安全标志的定义和作用

安全标志是用以表达特定安全信息的标志，由安全色、几何形状（边框）和图形符号构成，适用于公共场所、工业企业、建筑工地和其他有必要提醒人们注意安全的场所。

安全标志在安全管理中的作用非常重要。作业场所或者有关设备、设施存在较大的危险因素，员工可能不清楚，或者常常忽视。如果不采取一定的措施加以提醒，可能造成严重的后果。因此，在有较大的危险因素的生产经营场所或者有关设施、设备上，设置明显的安全警示标志，以提醒、警告员工，使他们能时刻清醒认识到所处环境的危险，提高注意力，加强自身安全保护，对于避免事故发生将起到积极的作用。

2. 安全标志的种类

安全标志应含义简明、清晰易辨、引人注目。安全标志应尽量避免过多的文字说明，甚至不用文字说明，也能使人们一看就知道它所表达的信息含义。在国家标准GB2894—2008《安全标志》中，规定了4大类安全标志。安全标志的基本形式和含义如表23.2所示，部分安全标志如图23.2～图23.5所示。

表 23.2　　　　　　　　　　　　安全标志的种类及含义

安 全 标 志	基 本 形 式	含 义
禁止标志	带斜杠的圆边框	禁止人们不安全行为
警告标志	正三角形边框	提醒人们对周围环境引起注意，以避免可能发生的危险
指令标志	圆形边框	强制人们必须做出某种动作或采用防范措施
提示标志	正方形边框	向人们提供某种信息（如表明安全设施或场所）

图 23.2　禁止标志

图 23.3　警告标志

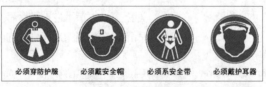

图 23.4　指令标志

| 紧急出口 | 避险处 | 可动火区 | 紧急出口 |

图 23.5 提示标志

（1）按我国国家标准的规定，安全色采用哪几种颜色，各种安全色有什么样的特性？

（2）请说出图 23.6～图 23.9 所示中安全标志的含义。

图 23.6 　　　　图 23.7 　　　　图 23.8 　　　　图 23.9

第二十四课　工作场所的 "5S"

案例故事

由一把螺丝刀看 "5S" 的意义

我已经是第二次满卖场地找一把螺丝刀了，仅仅是为了要在一台计算机上装一个串口卡。

第一次的时候是一台计算机无法连接数据库了，领班把我找去看一下，结果发现是网卡松了，要找一把螺丝刀把它拧紧。于是我开始了找寻一把可用螺丝刀的艰辛历程。因为我记得在修理组的柜子里，一般是放着一些工具的，于是我就去那里找，结果没有螺丝刀，甚至没有看见一把工具。我又跑到卖场的另一头找，结果还是一无所获。不得已，我问一个修理组的员工，问他有没有螺丝刀，他说有，叫我跟他去拿。他在一个工具箱里翻来翻去，找了许久找不到螺丝刀，最后他对我说抱歉。到最后我不得不赶回办公室找了一把螺丝刀来解决问题。

想不到同样的事情竟然又发生了。有了上次的教训，我一般都是从办公室把工具带去，但是这次不是从办公室来到卖场的，而是从别的地方去到那里的，所以没有带工具。而这次比较幸运的在维修员的工具箱里找到了一把螺丝刀，很快完成了任务。

工作场所整洁是任何机构改善安全工作环境的基础。拥有良好的工作场所，可以改善工作环境的安全与健康，减少意外事故和损害，加强员工的归属感和提高士气。还可以避免或减少因工作场所整理不善而造成的损失，从而提高劳动效率。

一、什么是"5S"

"5S"是一个经实践证明非常有效的工作场所管理工具，源于日本，是日文单词整理（Seiri）、整顿（Seiton）、清扫（Seiso）、清洁（Seikeetsu）和修养（Shitsuke）这5个词的缩写。因为这5个词日语中罗马拼音的第一个字母都是"S"，所以简称为"5S"。

（1）整理。将工作场所内的所有物品都区分为"必要"与"不必要"两种，并且把不必要的物品立刻清除掉。

（2）整顿。把工作场所内必要的物品按照"定品"、"定位"、"定量"的原则摆放好。

（3）清扫。把工作场所内看得见和看不见的地方都擦扫干净。

（4）清洁。通过持续的"整理、整顿、清扫"，维持工作场所的整齐和洁净。

（5）修养。正确地遵守事先定好的规则，养成良好的工作习惯。

"5S"及其相互关系如图24.1所示。

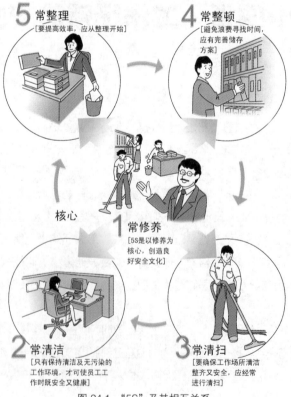

图24.1 "5S"及其相互关系

"5S"是促进工作环境整洁有效的方法之一。除了强调现场管理外，它还强调培养员工养成工作场所整齐清洁、有条不紊的习惯，再借此改善工作环境的安全健康水平。

二、"5S" 的内容

1. 整理

为了避免工作场所出现凌乱的情况，应清楚地将需要和不需要的物品分别出来，而"整理"就是将不需要的物品搬离现场，包括：

（1）设立准则，分别出什么物品是需要的，什么物品是不需要的，应考虑物品的使用次数，在什么时候需使用，物品的数量等；

（2）建立规则，如何处理不需要的物品，包括丢弃、放回仓库或变卖。

图 24.2 所示为工作场所有整理。

2. 整顿

为了让员工容易找寻和放回需要的物品，"整顿"就是把这些物品有条理地安放和处理，包括：

（1）建立一套识别物品的系统，把每项物品均列明名称、应存放的位置及数量；

（2）有条理地安放需要的物品，以方便使用为原则。

图 24.3 所示为工作场所的整顿。

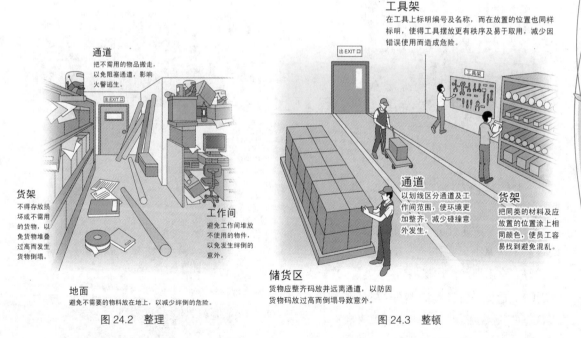

图 24.2 整理　　　　　　　　　　　　　　　图 24.3 整顿

3. 清扫

"清扫"是指扫除、清理污垢，其着眼点不单单要把工作场所打扫得整齐清洁，同时应检查各项设备、工具、机器是否在正常状态，包括：

（1）订立每位员工应负责清扫的范围；

（2）确保员工明白怎样清扫其工作区域、设施和工具；

（3）训练员工在清扫时懂得怎样检查各项设施及工具是否处于正常状态。

图 24.4 所示为工作场所的清扫。

4. 清洁

"清洁"是指干净无污渍，也就是把霉菌及污渍除去的干净状态。要确保工作场所清洁，需要持续保持整理、整顿及清扫等活动，包括：

（1）使用识别系统，张贴合适的标签和使用透明盖子等目视工具以增加工作场所的透明度；

（2）找出任何影响工作环境的安全及健康问题并加以改善，应包括处理油烟、粉尘、噪声及有害烟雾等问题；

（3）把每一项整理工作场所的工作标准化。

图 24.5 所示为工作场所的清洁。

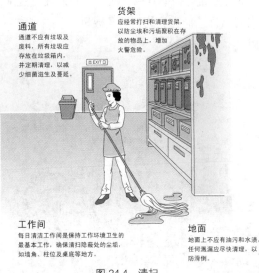

通道
通道不应有垃圾及废料，所有垃圾应存放在垃圾箱内，并定期清理，以减少细菌滋生及蔓延。

货架
应经常打扫和清理货架，以防尘埃和污垢聚积在存放的物品上，增加火警危险。

工作间
每日清洁工作间是保持工作环境卫生的最基本工作，确保清扫隐蔽处的尘垢，如墙角、柱位及桌底等地方。

地面
地面上不应有油污和水渍，任何溅漏应尽快清理，以防滑倒。

图 24.4　清扫

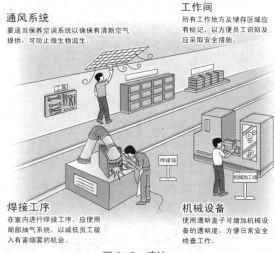

通风系统
要适当保养空调系统以确保有清新空气提供，可防止微生物滋生。

工作间
所有工作地方及储存区域应有标记，以方便员工识别及应采取安全措施。

焊接工序
在室内进行焊接工序，应使用局部抽气系统，以减低员工吸入有害烟雾的机会。

机械设备
使用透明盒子可增加机械设备的透明度，方便日常安全检查工作。

图 24.5　清洁

5. 修养

要把每一项工作养成习惯去执行，员工需要跟从一些原则，此处所强调的是创造一个具有良好安全习惯的工作场所，包括：

（1）让每一位员工参与安全的工作程序及跟从每一项法则；

（2）让每一位员工亲身体会实践"5S"所带来的改善和好处，从而养成自发性的安全改善行动。

图 24.6 所示为工作场所的修养。

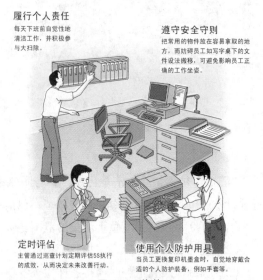

履行个人责任
每天下班前自觉性地清洁工作，并积极参与大扫除。

遵守安全守则
把常用的物件放在容易拿取的地方，而妨碍员工如写字桌下的文件设法搬移，可避免影响员工正确的工作坐姿。

定时评估
主管通过巡查计划定期评估5S执行的成效，从而决定未来改善行动。

使用个人防护用具
当员工更换复印机墨盒时，自觉地穿戴合适的个人防护装备，例如手套等。

图 24.6　修养

三、"5S"实践例子

（一）办公室

图 24.7 所示为"5S"实践例子——办公室。

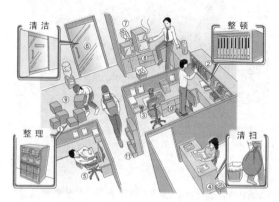

图 24.7　"5S"实践例子——办公室

整理

（1）避免办公室堆放不使用的物品，以免发生误踏或绊倒危险。

整顿

（2）将文件夹按号码顺序排列，并用颜色斜线做记认，方便处理。

（3）尖锐的物件如剪刀、裁纸刀及订书钉容易弄伤员工，应该小心处理和摆放。

清扫

（4）垃圾积聚能引致细菌滋生和蔓延，所有垃圾桶应每天倒干净。

清洁

（5）良好的工作间可让员工保持舒适的工作姿势，工作间设计应按照人体功效学原理。

（6）在玻璃门的适当位置上张贴标志，以免员工撞向玻璃引起意外。

（7）避免电线插座负荷过重，产生火警意外。

修养

（8）只有熄灭的烟头方可放进烟灰缸，避免烟头掉在地上或其他物品上而失火。

（9）提举物件时要采用正确姿势，以减少背部受伤的危险。

（10）站在装有滑轮的座椅上是十分危险的，员工在高处取文件时，一律要使用稳固的扶梯。

（11）拉开了的文件柜可把人绊倒及撞伤，使用后应立即关好。

（二）车间

图 24.8 所示为"5S"实践的例子——车间。

整理

（1）应将废料杂物及夹杂易燃液体的废布分别放于指定的收集地方，以方便丢弃。

（2）把不需要的物品搬走，以免阻塞救火设备。

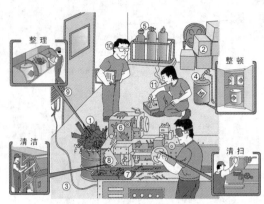

图 24.8 "5S"实践例子——车间

整顿

（3）不应随意把电线横置于通道上，以免绊倒行人或拉翻机器。

（4）易燃物品须储存于适当的密闭容器内，而该等容器又须安放于金属制成的柜或箱内，以减少溅漏时发生火警危险。

（5）气罐必须稳固地垂直放置，并远离进行高温工作的地方。

清扫

（6）机器满布油渍的部分应定期清理，以确保工作区域清洁。

（7）锋利的铁丝或损坏品应及时清扫，避免造成伤害。

清洁

（8）应维修已松脱的电线护盖，尽量使用透明盖子，方便检查。

（9）所有残破的电源箱应有合格的电工进行维修，维修人员应自行将电闸开关锁好及加上警告牌表示有人工作。

修养

（10）不应在车间内佩戴太阳镜。

（11）不应在车间内抽烟，以免发生火警危险。

（三）仓库

图 24.9 所示为"5S"实践的例子——仓库。

整理

（1）把不用的木块搬走，以免阻塞消防通道，影响火警逃生。

整顿

（2）货品应整齐叠起及远离通道，并应经常检查，以防因货物叠放过高而倒下导致意外。

（3）需使用的卡板应整齐排列，避免有空隙引致绊倒意外。

（4）应在通道画线，以便区分通道及储货区的范围，减少碰撞危险。

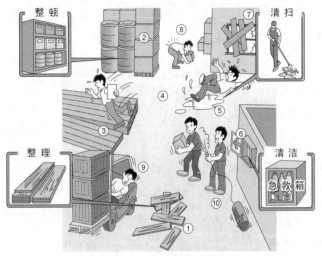

图 24.9 "5S"实践例子——仓库

清扫

（5）地面不应有水渍，任何溅漏应尽快清理，以免有滑倒危险。

清洁

（6）所有急救箱须清楚标明及妥善保养，并由指定主管维持足够的急救用品。

修养

（7）发现毁坏的窗户须及时维修以免弄伤员工。

（8）搬运时须采取正确的搬运姿势，避免弄伤腰部。

（9）操作铲车搬运货物不可过高，以免影响操作员视线，引致意外。

（10）在工作场所内不可嬉戏，切勿把压缩空气射向自己或同事，以免引起意外。

（四）厨房

图 24.10 所示为"5S"实践的例子——厨房。

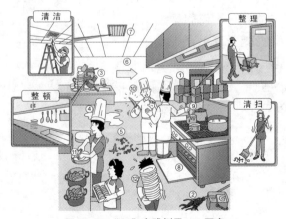

图 24.10 "5S"实践例子——厨房

整理

（1）把不用的货品搬走，以免阻塞消防通道，影响火警逃生。

整顿

（2）拖把不应横放在通道上，应在合适的位置摆放。

（3）切勿将餐具堆叠过高，引起倒塌的危险。

清扫

（4）地上积水应尽快清理，以减少滑倒的危险。

（5）食物残渣应尽快清除，以免影响环境卫生。

清洁

（6）应有箭头明确指示出口位置，以确保员工在火警时能安全迅速撤离。

（7）厨房拥有妥善的抽风系统，保持工作环境舒适。

修养

（8）炉柜门应经常保持关闭，以免引起碰倒或发生灼伤意外。

（9）煮食时要集中精神及注意炉火，避免火警发生。

（10）刀具应保持刀口向下，交谈时切勿拿起刀具，以免发生危险。

（11）使用刀具时必须要专心，别受他人骚扰分心而引起割伤。

（12）搬运餐具时切勿堆叠过高，以免阻碍视线增加碰撞及绊倒的危险。

知识拓展

某学校学生宿舍内务整理要求

1. 被褥折放整齐放于床头，床单铺平整。

2. 热水瓶一字型放在后窗墙边，确保安全。

3. 鞋整齐地摆放在各自铺下。

4. 水桶、脸盆等日用品要有序摆放在铺下。

5. 杂物要摆放有序，不许乱堆放。

6. 室内及铺下不许堆放废物垃圾，保持清洁、干净。

7. 墙面和门不要随意张贴、涂画。

8. 不要在室内吊挂衣物。

9. 走廊护栏上不要停放任何东西。

10. 寝室门口应保持干净、卫生。扫帚、垃圾篓、拖把要有序地摆放。

测一测

1. 请指出图 24.11 中所示的"5S"要点。

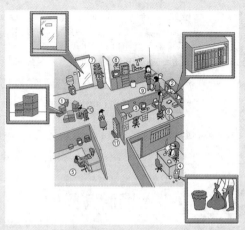

图 24.11 办公场所的"5S"

2. "5S"原理也可用于学校教室、寝室的整理,分组讨论如何在学校推行"5S"管理,并尝试在学校里推行"5S"。

国际瞭望

国际劳工组织关于职业安全方面的国际标准

国际劳工组织(ILO)一直将职业安全作为自己关注的一个重点领域,并将其倡导的"体面的劳动必须是安全的工作"的理念贯穿到自己的工作中去。它一直在为制定一系列确保职业安全、远离职业伤害的国际劳工标准而努力。在其公约与建议书中,较重要的如下。

(1)1981 年通过的《职业安全卫生公约》(第 155 号公约),它要求各成员国在制定、实施、定期评审国家职业安全卫生与工作环境政策时要着重考虑各工作物质要素(工作场所与环境、机器与设备、工作过程等)的设计、测试、使用、维修等主要行动领域。同年通过了第 164 号建议书作为公约的补充。它要求在技术行动领域,如工作场所的设计、辐射的防护、应急计划的制订等 18 个方面采取措施。它们是职业安全与卫生方面最重要的文件之一。

(2)1988 年通过了《建筑安全卫生公约》(第 167 号公约),它对建筑工地所涉及的职业安全与卫生的 34 个方面应采取的预防与保护措施作出了具体的规定。同年通过了第 175 号建议书作为公约的补充。它特别强调了脚手架、起重机械、升降附属装置、水上作业、压缩空气中作业等方面的安全与卫生措施。1992 年制定了《建筑安全与卫生实用规程》。

(3)1993 年通过的《预防重大工业事故公约》(第 174 号公约),它对雇主、主管当局、出口国的责任以及工人及其代表的权利与义务作出了明确的规定。同年通过的第181号建议书是公约的补充。它强调了国际劳工组织1991年出版的《重大工业事故预防实用规程》的指导意义。1991年制定了《重大工业事故的预防实用规程》。

（4）1995年通过的《矿山安全卫生公约》（第176号公约），要求各成员国制定并执行安全与卫生的政策并定期检查，规定了雇主与政府的责任以及工人及其代表的权利与义务。同年通过了第183号建议书作为公约的补充。在矿山的预防与保护措施中对雇主提出了一些具体要求，对工人及其代表的权利与义务作了进一步的详细说明。1986年制定了《煤矿安全与卫生实用规程》。

学以致用 >>> 看图回答问题

请从图（a）（b）（c）（d）4个图片场景中找出潜在的安全隐患（数字所指处）。

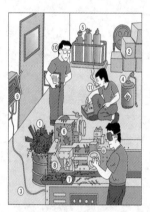

（a）制造场地

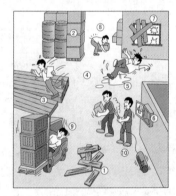

（b）仓库场地

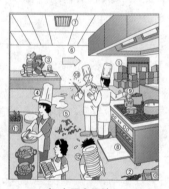

（c）厨房场地

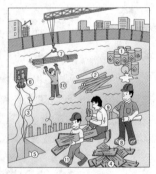

（d）建筑工地

导读

本模块学习目标：

- 了解生产过程中各种隐患危害人体器官的因素，了解头部、眼（面）部、手（臂）和足（腿）部、躯体、呼吸器官、听觉器官、防坠落等防护装备，以及皮肤防护用品等个体防护装备的结构和使用方法。

- 能描述头部、眼（面）部、手（臂）和足（腿）部、躯体、呼吸器官、听觉器官、防坠落等防护装备及防护用品的类型、结构、作用及其使用方法；能结合所学专业工作岗位（群）需要列出所需个体防护用品。

- 能形成良好的个人防护意识，以及保护周围工作人员健康与安全的意识。

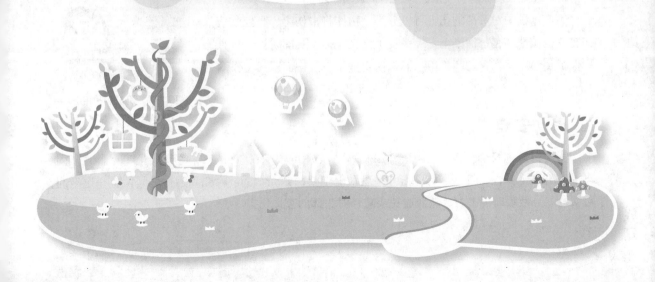

第二十五课　头部防护装备

案例故事

未戴安全帽枉送命

2009 年 12 月 1 日中午 11 时 30 分左右，某水泥构件有限公司起重操作工陈某与吴某两人在进行行车吊装水泥沟管作业。当行车吊装水泥沟管离地约 20 厘米时，沟管出现摆动，碰撞陈某小腿，致使未戴安全帽的陈某后仰倒下，头部撞到身后堆放的水泥沟管上。陈某被立即送到县第一人民医院，抢救无效死亡。事故调查显示，如果陈某佩戴了安全帽，就不会造成严重伤害死亡。

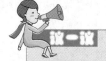

议一议

看图 25.1，回想一下你在生活中看到的个体防护装备有哪些？

1988 年 9 月，全国劳动防护用品标准化技术委员会组织审定通过了《劳动防护用品标准体系表》，于 1991 年该体系表又经再次修订审定通过。《劳动防护用品标准体系表》中将个体防护装备划分为 10 大类：头部防护装备、呼吸防护装备、眼（面）防护装备、听力防护装备、手（臂）防护装备、足部防护装备、躯干防护装备、坠落防护装备、皮肤防护用品、其他防护装备，如图 25.1 所示。

生产过程中对头部的伤害可以分为：物体打击伤害、高处坠落伤害、机械性伤害、污染毛发（头皮）伤害 4 种。头部防护装备是指保护头部免受伤害的防护用品，包括安全帽、防护面罩和工作帽 3 种。正确佩戴头部防护用品可在很大程度上减少头部损伤。

口罩

手套

防护面具

防护眼镜

安全帽

防护耳罩

图 25.1　劳动防护用品

一、安全帽

安全帽又称安全头盔，是防御冲击、刺穿、挤压等伤害头部的帽子。帽壳呈半球形，坚固、光滑并有一定弹性，打击物的冲击和穿刺动能主要由帽壳承受。帽壳和帽衬之间留有一定空间，可缓冲、分散瞬时冲击力，从而避免或减轻对头部的直接伤害。

1. 安全帽的结构

安全帽是由帽壳、帽衬、下颌带及其他附件组成的。其结构如图 25.2 所示。

2. 安全帽的种类

安全帽按材料不同可分为玻璃钢安全帽、塑料安全帽、胶布矿工安全帽、防寒安全帽、纸胶安全帽、竹编安全帽等。

3. 安全帽的使用注意事项

（1）检查安全帽的外壳是否破损，如有破损，其分解和削弱外来冲击力的性能就已

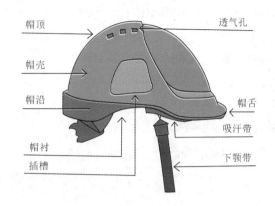

图 25.2　安全帽及其结构

减弱或丧失，不可再用；有无合格帽衬，帽衬的作用是吸收和缓解冲击力，若无帽衬，则丧失了保护头部的功能；帽带是否完好。

（2）调整好帽衬顶端与帽壳内顶的间距（4 ～ 5 厘米），这段距离在碰到高空坠落物时可起到缓冲的作用，还可以达到头部通风的目的。

（3）安全帽必须戴正。如果戴歪了，一旦受到打击，就起不到减轻对头部冲击的作用。

（4）必须系紧下颌带。如果不系紧下颌带，一旦发生构件坠落打击事故，安全帽就容易掉下来，导致严重后果。

（5）现场作业中，切记不得将安全帽脱下搁置一旁，或当坐垫使用。

二、工作帽

工作帽是能防头部脏污和擦伤、长发被绞碾等伤害的普通帽子。工作帽的作用主要是对头部的防护作用和防止静电、灰尘（见图 25.3）。

1. 防护作用

保护头发不受灰尘、油烟和其他环境因素的污染，避免头发被卷入转动着的机器造成人身伤害。在有传动链、传动带或滚轴的机器旁边工作时，头发长的女工尤其要注意佩戴工作帽。

防静电工作帽　　　普通工作帽

图 25.3　常见的工作帽

2. 防静电、灰尘

天气干燥时，头发的摩擦会引起静电现象，会给生产带来一系列的安全隐患。如在化纤生产和印刷过程中，由于静电而吸引空气中的绒毛和尘埃，会使产品质量下降，严重时还会点燃易燃物质而引起爆炸。佩戴防静电的工作帽可以很大程度上预防头发产生的静电。

三、防护头罩

防护头罩是使头部免受火焰、腐蚀性烟雾、粉尘以及恶劣气候条件伤害的个体防护装备。通

常由头罩、面罩和披肩 3 部分组成。有的可附带通风设备以适合更苛刻的环境。为防止物体打击，头罩常与安全帽配合使用。防护头罩常用于水泥喷浆、油漆作业、清洁、水泥灌装、高温热辐射等作业场所（见图 25.4）。

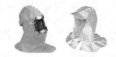

图 25.4 常见的防护头罩

测一测

（1）头部防护用品有哪些种类？分别具有怎样的防护功能？如何选择使用？

（2）3～5人为一小组，相互检查是否正确佩戴安全帽。

第二十六课 呼吸器官防护装备

案例故事

未戴防毒面具下井作业中毒死亡

2010 年 2 月 7 日 8 时许，某实业有限公司下属供排水工程队在深圳市龙岗区一个污水井施工，工人周某未戴防毒面具下井作业，被沼气熏晕失去知觉。另一名工人王某见状立即下井营救，也被沼气熏倒。其余工人立即拨打 110 电话报警，3 名消防员戴上防毒面具从井下将两名中毒工人抬出来。周某被证实已经死亡，王某被送到附近医院，经抢救无效死亡。据调查，两名中毒死亡的工人下井作业时均未佩戴任何安全防护用品。

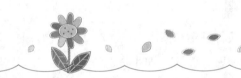

呼吸器官保护器具是保护佩戴者的呼吸器官，防御粉尘、烟雾、蒸汽、毒气、细菌、病毒等有害物质吸入的个体防护装备。呼吸器官保护器具是预防职业危害的一道重要防线，正确地选择和使用呼吸器官防护器具是防止职业病和恶性安全事故的重要保障。

一、生产过程危害呼吸器官的因素

生产过程中威胁呼吸器官的因素主要有生产性粉尘和生产性毒物两大类。如果作业场所上述两类因素中某一种或者多种有害物质浓度超过卫生标准，则会对现场作业人员的健康造成危害，甚至可能导致职业病，如各种尘肺病、职业性肿瘤、职业性中毒等。

1. 生产性粉尘

生产性粉尘是污染作业环境、损害劳动者健康的重要的职业病危害因素，可引起包括尘肺在内的多种职业性肺部疾病。

生产性粉尘由于种类和理化性质的不同，对机体的损害也不同，主要有以下几种。

（1）可引起尘肺。生产性粉尘能引起尘肺。尘肺是法定职业病。

（2）可引起粉尘沉着症。有些生产性粉尘，如铁尘、钡尘、锡尘等吸入后沉积于肺组织中，呈现为异物，但不会引起尘肺。

（3）有机粉尘引致肺部病变。棉尘、亚麻尘、谷物粉尘等可引起慢性呼吸系统疾病，常有胸闷、气短、咳嗽、咳痰等症状，有的可引起过敏性支气管炎、过敏性哮喘等。

2. 生产性毒物

生产过程中产生或使用的毒物包括金属及类金属毒物，如铅、汞、砷等；窒息性及刺激性毒物，如氯气、氨、硫化氢等；有机溶剂，如苯、汽油等；高分子化学物，如塑料、合成纤维等；农药，如敌敌畏、有机氯农药等。

生产性毒物可通过呼吸道、皮肤、消化道3条途径进入人体。呼吸系统是生产性毒物进入人体的主要途径，因为生产性毒物常以气体、蒸汽、雾、烟及粉尘的状态弥漫在空气中，随时可进入人体的肺部。

二、呼吸器官防护装备的种类

呼吸防护用品的种类繁多，根据其防护的机制不同可分为过滤式和供气式两大类。

1. 过滤式呼吸器

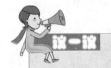

你所知道的呼吸防护用品有哪些？

过滤式呼吸器，是采用净化材料处理污染空气，再配上适于佩戴使用的造型面具与系带构成的，是一种依靠人体吸气作用为动力的小型过滤器。依据它所净化的对象不同，又分为防尘、防毒面具两大类。常见的过滤式呼吸器如表26.1所示。

表 26.1　　　　　　　　　常见的过滤式呼吸器

名　称	图　片	材　料	适用领域和场合	适用的环境特点
防尘口罩	图 26.1　活性炭防尘口罩 图 26.2　普通纱布口罩 图 26.3　复式防尘口罩	主要以纱布、无纺布、超细纤维材料等为核心过滤材料的过滤式呼吸防护用品	医疗卫生、电子工业、食品工业、美容护理、清洁等	污染物仅为非挥发性的颗粒状物质，不含有毒、有害气体和蒸气

续表

名　称	图　片	材　料	适用领域和场合	适用的环境特点
防毒面具	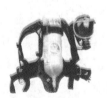 图 26.4　全面罩 图 26.5　半面罩 图 26.6　口罩	以超细纤维材料和活性炭、活性炭纤维等吸附材料为核心过滤材料的过滤式呼吸防护用品。一般通过滤毒罐（盒）与面罩相连的形式佩戴	化工生产、石油加工、橡胶、制革、冶金、焊接切割、卫生消毒、实验研究等	工作或作业场所中含有较低浓度的有毒蒸汽、气体，同时可能含有毒、有害物质的颗粒（包括气溶胶）

2. 供气式呼吸防护用品

供气式呼吸防护用品是依据隔绝的原理，使人员呼吸器官、眼睛和面部与外界受污染空气隔绝，依靠自身携带的气源或靠导气管引入受污染环境以外的洁净空气为气源供气，保护人员正常呼吸的呼吸防护用品。常见的供气式呼吸器如图 26.7、图 26.8 所示。

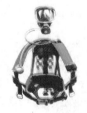

图 26.7　正压式呼吸器　　　　　　　　图 26.8　生氧式呼吸器

三、呼吸器官防护装备的选用和注意事项

（1）选择和使用呼吸防护用品时，一定要严格遵照相应的产品说明书。

（2）根据有害环境的性质和危害程度，如是否缺氧、毒物存在形式（如蒸气、气体和溶胶）等，判定是否需要使用呼吸防护用品和应用选型。

（3）当缺氧（氧含量 <18%）、毒物种类未知、毒物浓度未知或过高（含量 >1%）时，不能使用过滤式呼吸防护用品，只能考虑使用隔绝式呼吸防护用品。

（4）在可以使用过滤式呼吸防护用品的情况下，当有害环境中污染物仅为非挥发性颗粒物质，且对眼睛、皮肤无刺激时，可考虑使用防尘口罩；如果颗粒物质为油性颗粒物质，或有害环境中污染物为蒸汽和气体，同时含有颗粒物质（包括气溶胶）时，可选择防毒口罩或过滤式防毒面具；如果污染物浓度较高，则应选择过滤式防毒面具。

（5）选配呼吸防护用品时大小要合适，使用中佩戴要正确，以使其与使用者脸形相匹配和贴合，确保气密，保障防护的安全性，达到理想的防护效果。

（6）选用过滤式防毒面具和防毒口罩时要特别注意，配备某种滤盒的防毒面具口罩通常只适用于某种或某类蒸汽或气体，要根据工作或作业环境中有害蒸汽或气体的种类进行选配。

（7）在选用动力送风面具、氧气呼吸器、空气呼吸器、生氧呼吸器等结构较为复杂的面具时，为保证安全使用，佩戴前需要进行一定的专业训练。

（8）佩戴口罩时，口罩要罩住鼻子、口和下巴，防止空气未经过滤而直接从鼻梁两侧漏入口罩内。另外一次性口罩一般仅可以连续使用几个小时到一天，当口罩潮湿、损坏或沾染上污物时，需要及时更换。

（9）佩戴呼吸防护用品后应进行相应的气密检查，确定气密良好后再进入含有毒害物质的工作、作业场所，以确保安全。

做一做

如何正确佩戴口罩

（1）戴好后须双手轻轻按压口罩。

（2）刻意呼吸，注意空气不会从边缘泄漏。

图 26.9 所示为正确佩戴口罩的示意图。

图 26.9　正确佩戴口罩的方法和步骤

测一测

（1）生产过程中危害呼吸器官的因素有哪些？会对人体造成怎样的危害？

（2）不同种类的呼吸器官防护装备适用于不同的有害环境。谈谈如何根据不同的有害环境选择不同的呼吸器官防护装备。

（3）3～5 人组成学习小组，练习正确佩戴口罩。

第二十七课　眼（面）部防护装备

 案例故事

违规操作伤眼睛

小王是某中职学校 08 级电气班学生，2010 年 6 月学校统一组织安排到某制冷设备有限公司实习。9 月 16 日晚 8 点左右，小王根据公司要求正常加班。工作过程中，因未对压力容器放压，致使容器内杂物喷出进入眼睛，经治疗，小王的眼睛虽然保住了，但是视力严重受损。

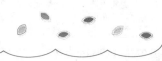

眼（面）部是人体直接裸露在外面的器官，在生产作业中很容易受到各种有害因素的伤害。加强眼（面）部的防护、正确佩戴眼（面）部防护用具，可以减少和避免眼（面）部伤害事故。

一、眼（面）部伤害的因素

造成眼（面）部伤害的因素很多，归纳如表 27.1 所示。

表 27.1　　　　　　　　　　造成眼（面）部伤害的危害因素

类　　别	伤害发生的主要行业	危　　害
异物性 眼（面）部伤害	铸造、机器制造、建筑	固体高速飞出击中眼球可发生严重的眼球伤害事故，异物快速飞溅可致眼球破裂及面部受伤
生物性 眼（面）部伤害	农业	如烟、化肥、锯木、虫咬、蜂蜇头面部会引起的局部或全身反应，严重者可出现过敏性休克
化学性 眼（面）部伤害	化学工业	酸、碱、腐蚀性液体及烟雾进入眼中或冲击面部会引起眼（面）部的严重损伤
非电离辐射伤害	工矿业、国防、医学、雷达、通信、探测、军事、食品加工	长期从事电焊、冶炼、熔化玻璃的人，会出现盲斑，到老年容易患白内障 长期过量照射紫外线会使眼睛角膜表现出角膜伤害，严重时会导致失明

二、眼（面）部防护用品的种类

眼（面）部防护用品种类很多，依据防护部位可分为防护眼镜和防护面罩。

1. 防护眼镜

防护眼镜是在眼镜架内装有各种护目镜片，防止有害物质伤害眼睛的护品。如：防冲击眼镜（见图 27.1）、焊接护目镜（见图 27.2）、炼钢镜（见图 27.3）以及防辐射护目镜、变色眼镜等。

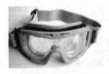 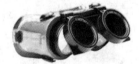 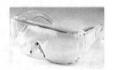

图 27.1　防冲击眼镜　　　　　图 27.2　焊接护目镜　　　　　图 27.3　炼钢镜

2. 防护面罩

防护面罩（见图 27.4～图 27.6）是用来保护面部和颈部免受飞来的金属碎屑、有害气体、液体喷溅、金属和高温溶剂飞沫伤害的用具，主要有防热辐射面罩、防冲击面罩、焊接面罩及防烟尘毒气面罩等。

图 27.4　防热辐射面罩　　　　图 27.5　防冲击面罩　　　　图 27.6　焊接面罩

三、眼（面）部防护用具选用的注意事项

（1）使用前，检查产品的标记是否符合（GB14866—2006）《眼面护具通用技术条件》的标准规定。

（2）使用焊接防护眼镜时要正确选用滤光片。

（3）选择佩戴合适的眼镜和面罩，以防止作业时晃动或脱落，影响防护效果。

（4）眼镜架与脸部要吻合，避免侧面漏光，必要时应使用带有护眼罩的眼镜或防侧光型眼镜。

（5）使用面罩、护目镜作业时，累计最少 8 小时更换一次新的保护片，以保护操作者的视力。防护眼镜的过滤片受到飞溅物损伤出现瑕疵点时，要及时更换。

（6）使用隔热、阻燃防护面具时，需确认是否有有害光线。如果有，应与防护眼镜共同使用。

（1）谈谈在生产过程中造成眼（面）部伤害的因素有哪些？会对人体造成怎样的伤害？

（2）不同种类的眼（面）部防护用品可以对人体的眼（面）部起到不同程度的防护作用。谈谈选择和使用眼（面）部防护用品应注意的问题。

第二十八课　听觉器官防护装备

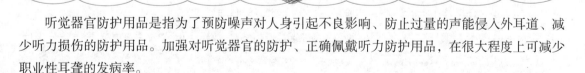

案例故事

耳边总有蜜蜂飞

小刘中职毕业后在一家电脑公司工作，工作间隙，MP3 总是不离耳，且音量开得较大。最近几天，小刘在不听 MP3 时，总感到耳边总是有"嗡嗡"声，好像有蜜蜂在一旁飞，特别是在晚上睡觉时，"嗡嗡"声总不绝于耳。经医生诊断，小刘患上了噪音性神经性耳聋。

听觉器官防护用品是指为了预防噪声对人身引起不良影响、防止过量的声能侵入外耳道、减少听力损伤的防护用品。加强对听觉器官的防护、正确佩戴听力防护用品，在很大程度上可减少职业性耳聋的发病率。

一、听力防护产品种类

1. 耳塞

耳塞是塞入耳道内或置于外耳道口处的护耳器。图 28.1 ～图 28.3 为各种耳塞实物图。

2. 耳罩

耳罩是能遮盖耳道并紧贴耳廓的护耳器，如图 28.4 所示。

图 28.1　凸缘形耳塞

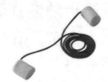

图 28.2　圆柱形耳塞

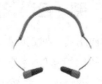

图 28.3　头戴式耳塞

3. 防噪声帽

防噪声帽是一种防止爆炸时强烈的噪声从颅骨传入的听力保护器，如图 28.5 所示。

图 28.4　各种类型的耳罩

图 28.5　防噪声帽

二、耳塞的使用注意事项

（1）耳塞应经常用水和肥皂清洗，以免防噪声耳塞激发耳炎。

（2）佩戴泡沫塑料耳塞时，先将耳塞搓细并插入预定的理想位置，当耳塞完全膨胀后最好不再往里推。拔出耳塞时为了避免耳鼓受挤，应慢慢地将耳塞旋出而不是强行拉出。

（3）佩戴耳塞时，要先将耳廓向上提拉，使耳甲腔呈平直状态。然后手持耳塞柄，将耳塞帽体部分轻轻推向外耳道内，但不要用力过猛或插得太深。

（4）若感到隔声不良时，可将耳塞缓慢转动，调到最佳效果位置。若反复调整，效果仍不佳，则应考虑其他型号的耳塞。

（5）佩戴硅橡胶自行成型耳塞时，应分清左右，放入耳道时，要将耳塞转动，放正位置。

如何正确佩戴耳塞

由于人的外耳道是弯曲的，佩戴耳塞时，应用一只手绕过头后，将耳廓往后上拉（将外耳道拉直），然后用另一只手将耳塞推进去，尽可能地使耳塞体与耳道相贴合。但不要用劲过猛过急或插得太深，自我感觉合适为止，如图 28.6 所示。

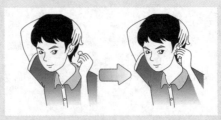

图 28.6　正确佩戴耳塞的方法和步骤

3～5人组成学习小组，练习正确佩戴耳塞。

第二十九课　手（臂）、足（腿）部防护装备

案例故事

未戴绝缘手套操作触电致死

2007年9月初，广西南宁市有4名工人在高约8米的铁架台上更换外墙广告图纸时，3人突然遭到电击，其中一人被击晕。据分析，工人遭到电击的原因是广告招牌的铁皮漏电，而另外一名男子避免电击的原因在于他戴着绝缘手套。

在作业中手是人体最易受伤害的部位。手（臂）部和足（腿）部伤害可能导致终生残疾，丧失生活和劳动能力。加强对手（臂）部和足（腿）部的防护，正确佩戴手（臂）部和足（腿）部防护装备，可以减少作业中对手（臂）部伤害的概率。图29.1所示为进入施工现场需要穿载的劳动防护用品。

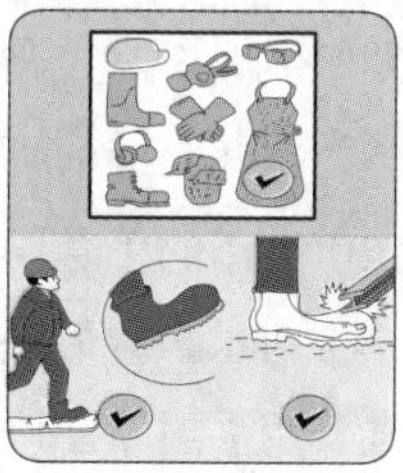

一、手（臂）部防护装备

1. 常见的手部伤害

（1）机械性伤害

这类伤害是由于机械原因造成的对骨骼、肌肉或组织、结构的伤

图 29.1　进入施工现场必须戴有效的防护用品

害，包括手的割伤、刺伤、扭伤、压伤，甚至轧断手指等。轻微的有皮肉之伤，严重的有断指、骨裂等。机械性伤害是手部伤害中最为常见的一种。

（2）化学、生物性伤害。这类伤害主要是对手部皮肤的伤害。轻者造成皮肤干燥、起皮、刺痒，重者出现红肿、水疱、疱疹、结疤等。化学、生物性伤害造成的原因是长期接触酸、碱的水溶液、洗涤剂、消毒剂等，或接触到毒性较强的化学、生物物质。

你所知道的职场手（臂）伤害事故。

（3）振动伤害。长期操纵手持振动工具，如油锯、凿岩机、电锤、风镐等，会造成手臂抖动综合征、白指症等伤害。手随工具长时间

振动，还会造成对血液循环系统的伤害，引发白指症，特别是在湿、冷的环境下这种情况更容易发生。由于血液循环不好，手变得苍白、麻木。如果伤害到感觉神经，手对温度的敏感度就会降低，触觉失灵，甚至会造成永久性的麻木。

（4）电击、辐射伤害。手部受到电击伤害，或是电磁辐射、电离辐射等各种类型辐射的伤害，可能造成严重的后果。

2. 手部防护用品的种类

手部防护用品主要有防护手套和防护套袖两类。

（1）防护手套。防护手套按用途分类，可分为一次性手套、化学防护手套、绝缘手套（见图 29.2）、防割手套（见图 29.3）、耐油手套（见图 29.4）及耐火阻燃手套、焊工手套等。

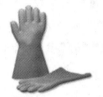

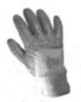

图 29.2　绝缘手套　　　　　　图 29.3　防割手套　　　　　　图 29.4　耐油手套

（2）防护套袖。防护套袖是用以保护手上臂的防护用品。主要在进行易污作业如炭黑、染色、油漆及相关卫生工作时戴用。主要产品有：防辐射热套袖、防酸碱套袖。

3. 防护手套的选用

（1）防护手套的品种很多，应根据防护功能来选用。首先应明确防护对象，然后再仔细选用。如耐酸碱手套，有耐强酸（碱）的，有只耐低浓度酸（碱）的，耐有机溶剂和化学试剂又各有不同。因此不能乱用，以免发生意外。

（2）选用的手套要具有足够的防护作用。

（3）防水、耐酸碱手套使用前应仔细检查，观察表面是否有破损。采取的简易办法是向手套内吹气，用手捏紧套口，观察是否漏气。若漏气则不能使用。

（4）使用中不要将污染的手套任意丢弃。

（5）摘取手套一定要注意正确的方法，防止将手套上沾染的有害物质接触皮肤和衣服，造成二次污染。

（6）不共用手套。共用手套容易造成交叉感染。

（7）戴手套前要洗净双手，摘掉手套后也要洗净双手，并擦点护手霜以补充天然的保护油脂。

二、足（腿）部防护装备

1. 引起足（腿）部伤害的因素

（1）物体砸伤或刺伤。这类伤害是生产过程中足部伤害最常见的因素。在机械、冶金等行业及建筑或其他施工中，常有物体坠落、抛出或铁钉等尖锐物体散落于地面，可砸伤足趾或刺伤足底。

（2）高低温伤害。在冶炼、铸造、金属加工、焦化、化工等行业的作业场所，强辐射热会灼烤足部，灼热的物料可落到脚上引起烧伤或烫伤。在高寒地区，特别是冬季户外施工时，足部可能因低温发生冻伤。

（3）化学性伤害。在化工、造纸、纺织印染等接触化学品（特别是酸碱）的行业，有可能发生足部被化学品灼伤的事故。

（4）触电伤害与静电伤害。作业人员未穿电绝缘鞋，可能导致触电事故。由于作业人员鞋底材质不适，在行走时可能与地面摩擦而产生静电危害。

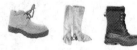

防砸鞋　　防热鞋　　防寒鞋（靴）

（5）强迫体位。这种伤害主要发生在低矮的井下巷道作业，或膝盖着地爬行，造成膝关节滑囊炎。

2. 防护鞋（靴）的种类

防护鞋（靴）（见图29.5）根据其功能可分为防砸鞋、防刺穿鞋、防热鞋、防静电与导电鞋、绝缘鞋（靴）、耐酸碱溶鞋（靴）、耐油防护鞋（靴）、防寒鞋（靴）等。

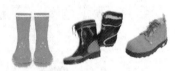

矿工靴　　防滑靴　　耐酸碱溶鞋（靴）

图29.5　几种常见的防护鞋

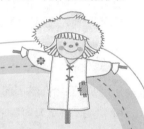

案例分析

● 案情

起降机钢丝绳突然断裂，几吨重的起降机从天而降，工人木师傅的左脚也被脱落的钢丝绳切断。幸运的是，断脚与腿分离10小时后，终被奇迹般地接活。躺在病房内的木师傅连连感叹："如果我穿上'大头鞋'，这幕悲剧就不会发生！"

● 分析

原因一：不重视防护鞋（靴）的作用。

在建筑工地，观察到工人大多戴着安全帽，可是他们脚上穿的或是球鞋或是拖鞋。"不戴安全帽，在遭受意外伤害时，由于受伤的是头部，很可能导致严重的损伤甚至死亡；但是不穿防护鞋靴，受到的伤害会轻得多，很少会危及生命。"一名建筑工人说。

原因二：缺乏监管以及商家追求低成本。

"对穿什么样的防护鞋缺乏监管，这是导致这起事故发生的一个原因。"据了解，目前，建筑工地安全防护硬性规定只有3种：安全帽、安全网、安全带。

"现在建筑工地多属个人承包，削减劳保用品是减少成本支出的重要一项。"一名建筑工地包工头道出苦衷。对于使用者来说，应该穿什么样的鞋子，根据职业需求其鞋子需要怎样的防护功能，这样的工作不可或缺。对此，安监部门表示将加强安全监管力度，并规范监管细节。

（1）生产过程中常见的对手（臂）部的伤害因素有哪些？会对人体的手（臂）部造成怎样的伤害？

（2）不同的手（臂）部防护用品具有不同的防护功能。谈谈应对不同的伤害因素应如何选择和使用手（臂）部防护用品。

（3）生产过程中常见的对脚（腿）部的伤害因素有哪些？会对人体的脚（腿）部造成怎样的伤害？

（4）不同的脚（腿）部防护用品具有不同的防护功能。谈谈应对不同的伤害因素应如何选择和使用脚（腿）部防护用品。

第三十课　躯体防护装备

案例故事

未穿防护服被灼伤

某化工公司内发生硝酸泄漏事故，两名正在装卸硝酸的工人操作不当导致硝酸泄漏，同时由于他们在操作时并没有按照要求穿防护服，导致被灼伤。当时这辆槽车装有近 5 吨的硝酸，硝酸泄漏后工人及时关闭了管道，没有造成更大的危害。工人在操作时并没有按照规范操作，未配备任何防护措施，以致两人都被灼伤。该化工公司安全监督部经理龚某表示，如果两位工人穿上了劳防用品、防护罩的话，哪怕是溅到劳防用品上，也不会导致两人的灼伤。一名工人的胸部灼伤面积约为 6%，另一名工人的手臂经处理已无大碍。

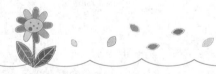

随着工业的飞速发展，人们在工作、生活中面临着越来越多的威胁，如物理因素（高温、低温、风、雨、水、火、粉尘、静电、放射源等）、化学因素（毒剂、油污、酸、碱等）和生物因素（昆虫、细菌、病毒等）。为了抵御这种威胁，减少不必要的损失，人们运用了各种防护装备，躯体防护用品就是其中重要的一种。它是人们在生产过程中抵御各种有害因素的一道屏障，能有效地保护作业人员现场作业时免受环境中物理、化学、生物等因素的伤害。

一、引起躯体伤害的因素

1. 高温作业

高温作业包括高温、强辐射作业，如冶金工业的炼焦、炼铁、炼钢等车间；高温、高湿作业，如纺织印染等工厂、深井煤矿中；夏天露天作业，如建筑工地等。

高温作业人员受环境热负荷的影响，作业能力随温度的上升而明显下降。据有关研究资料显示，

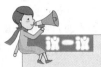

议一议

高温作业和低温作业对躯体的伤害有哪些？

当环境温度达到28℃时，人的反映速度、运算能力等功能都显著下降；35℃时仅为正常情况下的70%，而极重体力劳动作业能力，在30℃时只有正常情况下的50%～70%。

作业人员长期处在高温环境下除了会引起职业中暑外，还将导致人体体温调节、水盐代谢、循环、泌尿、消化系统等生理功能的改变。其影响主要表现为体温调节功能失调、血压下降、水盐代谢紊乱、心肌损伤、肾脏功能下降。

2. 低温

一般低于人体舒适程度的环境即为低温，一般取（21±3）℃为人体舒适的温度范围，因此，18℃以下的温度即可视作低温。但对人的工作效率有不利影响的低温，通常是在10℃以下。低温环境除了冬季低温外，主要见于高寒地带、南极和北极等地区以及水下。

低温对人体的伤害作用最普遍的是冻伤（见图30.1）；在 −20℃以下的环境里，皮肤与金属接触时，皮肤会与金属粘贴，叫做冷金属粘皮，这是一种特殊的冻伤。

3. 化学药剂

生产过程中用到的化学试剂达到7万多种，其中不乏剧毒物质。这些物质在生产、使用、运输过程中一旦侵入人体即可发生中毒，甚至引发生命危险。

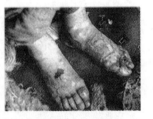

图30.1 低温冻伤

4. 电离辐射

电离辐射对机体的损伤可分为急性放射性损伤和慢性放射性损伤。短时间内接受一定剂量的照射，可引起机体的急性损伤，常见于核事故和放射治疗病人身上。而较长时间内分散接受一定剂量的照射，可引起慢性放射性损伤，如皮肤损伤、造血障碍、白细胞减少、生育力受损等。另外，辐射还可以致癌和引起胎儿的死亡畸形。

5. 静电危害

静电对人体有非常大的危害，会干扰人体血液循环、免疫和神经系统，影响各脏器的正常工作。过多的静电在人体内堆积，可引起脑神经细胞膜电流传导异常，影响中枢神经，从而导致血液酸碱度和机体氧特性的改变，影响机体的生理平衡，使人出现头晕、头痛、烦躁、失眠、食欲不振、精神恍惚等症状。

二、躯体防护用品的种类

躯体防护用品主要指防护服，包括一般防护服和特种防护服。

1. 一般防护服

一般防护服适用于一般作业环境，主要是防一般性油污、粉尘以及机械性擦伤。选用一般防

护服在安全方面应考虑如下。

（1）结构上，要穿着轻便、舒适，便于穿脱，利于人体活动。

（2）款式要采用分身式。上装要求袖口紧，下摆紧，暗扣、暗兜带盖。下装为直筒裤或工装裤、连衣裤式，要求裤口紧（简称"三紧"式）。其他款式也可根据工作性质、劳动条件、用户需要进行设计。

（3）面料应采用透气性良好的材料。禁用易燃易融的材料。

（4）颜色应与作业场所的背景有所区别，不能影响各种颜色信号灯的判断。

2. 特殊防护服

（1）防静电工作服（见图30.2）防静电工作服是指能防止静电荷积聚的防护服，适合于在易产生静电的场所工作的人员穿用，以防火灾和爆炸危险。

（2）化学防护服（见图30.3）。化学防护服是指能防护各种有毒、有害化学物质侵害的防护服，主要应用于勘察工作、应对突发事件、抢救工作等。

（3）阻燃防护服（见图30.4）。阻燃防护服是指在接触火焰或炽热物体后，能防止本身被点燃或可减缓并终止燃烧的防护服。

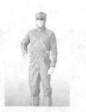 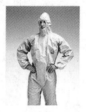 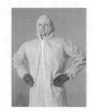

图30.2 防静电工作服　　　　图30.3 化学防护服　　　　图30.4 阻燃防护服

（4）防酸工作服。防酸工作服是指从事酸作业人员穿用的具有防酸性能的服装。

（5）防尘服。防尘服分为工业防尘服和无尘服。工业防尘服主要在粉尘污染的劳动场所中穿用，防止各类粉尘接触危害体肤；无尘服主要在无尘工艺作业中穿用，以保证产品质量。

（6）防寒服（见图30.5）。防寒服用于低温作业，保护人体免受冻伤。

（7）防水工作服（见图30.6）。防水工作服是指具有防御水透过和渗入的工作服，适用于从事淋水作业、喷水作业、排水作业、水产养殖、矿井隧道等浸泡水中作业的人穿用。

（8）医用防护服（见图30.7）。医用防护服主要用于医护人员、环卫人员在医疗、卫生防疫、公共卫生突发事件中为预防病菌、病毒感染的个人防护装备。

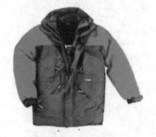 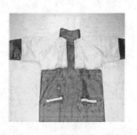 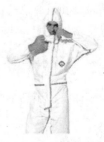

图30.5 防寒服　　　　图30.6 防水工作服　　　　图30.7 医用防护服

（9）防辐射服。主要包括防紫外线服、防微波服、X射线防护服、中子辐射防护服。

三、防护服的选用和维护

（1）质量检查。防护服穿用前，应对照产品技术条件检查其质量。

（2）熟悉性能。认真阅读产品说明书，熟悉其性能及注意事项，进行必要的穿着训练。

（3）按说明书介绍的方法穿用。

（4）要重视防护服的使用条件，不可超限度穿用。

（5）特殊作业防护服使用完毕，应进行检查、清洗、晾干，存放在干燥通风、清洁的库房。

测一测

（1）生产过程中引起躯体伤害的因素有哪些？会对人的躯体造成怎样的伤害？

（2）在不同的有害环境下应使用不同种类的防护服。谈谈防护服的种类有哪些？分别适用于怎样的有害环境？

第三十一课　防坠落装备

案例故事

不使用防坠落保护装置 高空坠落身亡

一名工作时间较长的老油漆工由于吊蓝架的绳索断裂，从12米高处坠落身亡。遇难者是一个3人小组的一员，在一个15米高、9米直径的钢结构水罐中从事喷砂及刷漆工作。三人分别使用两点吊蓝架沿着罐体的内墙一起工作。这些吊蓝架彼此连接成一个U型组合，中间吊蓝架的平台与相邻两个吊蓝架相互重叠。悬索绳固定在中部操作平台的每一端和两边吊蓝架的外端上。整个平台装置在各个悬点需要交替提升，每次提升1～2米。

事故发生时，有两人卷入该事件，遇害者站在平台的外端，正在向下拉悬索绳以便提升吊蓝的末端。随着悬索绳断裂该男子坠落身亡，平台的一端变成垂直向下。尽管有个人防坠落保护装置，但死者并未使用，而另外一名同伴使用了个人防坠落保护装置，这名油漆工安然无恙。

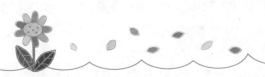

据统计，人体坠落死亡事故占工业死亡事故的13%～15%，5米以上高空作业坠落事故约占20%，5米以下高空作业坠落事故约占80%。建筑施工大部分的作业均处在高处作业的状态，根

据建设部公布的事故信息，在全国发生的建筑施工事故中，高处坠落事故数和死亡人数均占事故总数和死亡人数的 60% 以上，高处坠落成为建筑工人的"第一杀手"。

图 31.1 所示为导致高空坠落的一些因素。

防坠落用品是通过安全绳（带）将高空作业者的躯体系于固定物体上，或在作业场所下方张网，以防不慎坠落。正确使用防坠落用品可以在很大程度上预防坠落事故的发生。

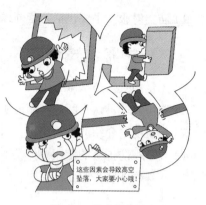

图 31.1 坠落受伤图示

一、防坠落用品的种类

防坠落用品主要包括安全带、安全网及其他防护用品。

1. 安全带

安全带是作业人员在高处作业时佩戴的、防止人员从高处坠落、避免和减少作业人员受坠落伤害的个人防护用品。凡是在离地面 2 米以上的地点作业，均应视为高处作业。高度超过 1.5 米，没有其他防止坠落的措施时，必须佩戴安全带。

（1）安全带的组成：安全带由带、绳、金属配件 3 部分组成。

（2）安全带的种类

按作业性质分为以下 3 种。

① 围杆作业安全带。适用于电工、电信工、园林等杆上作业。

② 悬挂作业安全带。适用于建筑、造船、安装等作业。

③ 攀登作业安全带。适用于攀登作业。

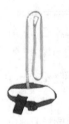 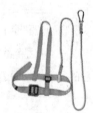 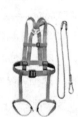

按结构形式安全带可分为以下 3 种，如图 31.2 所示。

① 单腰带式。

② 单腰带加单背带式。

③ 单腰带、双背带加双腿带式。

单腰带式　单腰带加单背带式　单腰带、双背带加双腿带式

图 31.2　几种常见的安全带

2. 安全网

（1）安全网的组成。

安全网（见图 31.3）是用来防止高处作业人员从作业面坠落、避免或减轻坠落伤亡、防止生产作业中使用的物体落下、伤及作业面下方人员的网体，是高处作业人员的防护用品，它由网体、边绳、系绳等组成。

（2）安全网的种类。

目前，国内广泛使用的安全网主要有 3 种形式：安全平网、安全立网和密目式安全立网。

安全平网的安置平面或平行于水平面，或与水平面成一定夹角，用来接住坠落人员或坠落物。

安全立网和密目式安全网的安置面垂直于水平面，用来围住高空作业面，挡住人或坠落物。

密目式安全立网还具有防止作业人员使用的较小工具掉下砸伤人的作用。

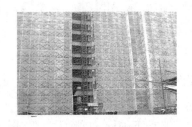

图31.3 安全网

3. 其他防坠落器具

防坠落器具还有井下作业的三脚架救生系统、高楼清洗安全吊板、救生缓降器、简易救生缓降带、救生梯、逃生软梯、简易逃生伞等设备。

二、防坠落防护用品的使用及维护

1. 安全带的使用注意事项

（1）应当检查安全带是否经质检部门检验合格，在使用前应检查各部分构件有无破损。

（2）安全带上的各种配件都不得私自拆换。

（3）安全带应高挂低用，安全绳挂高处，人在下面工作，并防止摆动、碰撞，避免尖刺，不得接触明火。应将挂钩挂在连接环上，不能挂在安全绳上，以免发生坠落时安全绳被割断。

（4）作业时应将安全带的钩、环牢固地挂在系留点上，卡好各个卡子并关好保险装置，以防脱落。

（5）严禁使用打结和续接的安全绳，以防坠落时安全绳从打结处或续接处断开。

（6）在温度较低的环境中使用安全带时，注意防止安全绳的硬化割裂。

（7）使用后，应将安全带储藏在干燥、通风的仓库内，将安全带、绳卷成盘放在无化学试剂、避光处，切不可折叠。搬运时不能用带钩刺的工具，运输过程中要防止日晒雨淋。

2. 安全网的使用注意事项

（1）安装前要检查安全网和支撑物。检查安全网的标志与所选用的类型、规格是否相符；检查网体外观是否存在破损，是否存在影响使用的缺陷；检查支撑物是否有足够的强度、刚度和稳定性，并且系结安全网的地方应无尖锐的边缘，确认没有异常后方可安装。

（2）安装时，每片安全网上的每根系绳都要系结在支撑物（脚手架等）上，以防止安全网松脱；系绳的系结点应沿网边均匀分布，有筋绳的安全网安装时，筋绳也应系结在支撑物上，否则起不到加强网的作用。安装后，要检查是否有漏装现象，特别是在拐弯处。

（3）平网安装时，网面不宜绷得过紧，平网的安装平面或与水平面平行，或外高里低，一般以15°角为宜。平网安装后应有一定的下陷，网面与下方物体表面的最小距离为3米。当网面与作业面的高度差大于5米时，网体应最少伸出建筑物（或最边缘作业点）4米；当网面与作业面的高度差小

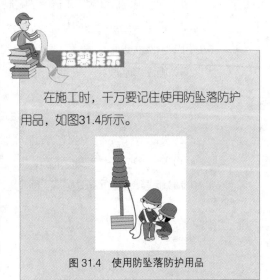

温馨提示

在施工时，千万要记住使用防坠落防护用品，如图31.4所示。

图31.4 使用防坠落防护用品

于5米时，网体应最少伸出建筑物（或最边缘作业点）3米，两层平网间的距离不得超过10米。

（4）立网的安装平面应与水平面垂直，网平面与作业面边缘的间隙不能超过10厘米。

（5）安全网安装完毕，经检查合格后方可使用。对使用中的安全网进行外观检查，应及时清除网上落物。如发现异常现象，应及时更换。

（6）在被保护区域的全部作业停止后才可以拆除安全网。拆除时应自上而下并需在经验人员严密监督下进行。拆除人员要根据现场条件采用其他的防护措施，如戴安全帽、系安全带等。

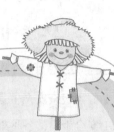

案例分析

● 案情

2005年2月3日，某小区阳台栏杆工程进行验收，发现部分需要修补的问题。2月27日，施工单位安排作业人员对栏杆验收中发现的个别问题进行缺陷修补。约9时50分，杂工李某翻过18层的花坛内侧栏杆，站到18层花坛外侧约30厘米宽、没有任何防护的飘板上向下溜放电焊机电缆，不慎从飘板面坠落至一层地面，坠落高度约54米，经抢救无效死亡。图31.5为事故现场示意图。

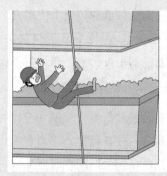

图31.5　事故现场示意图

● 分析

直接原因：李某违章冒险作业，在未系安全带、没有任何安全防护措施的情况下进行高处临边悬空作业。

间接原因：

（1）死者进厂仅3天，未进行三级安全教育。

（2）施工单位安全管理混乱，现场无专职安全员，未进行安全技术交底。

（3）施工单位对工人只使用、不管理、不教育。

事故教训：

（1）临边作业必须有可靠的防护措施。

（2）加强对作业人员的安全教育，杜绝违章行为。

（3）施工单位应落实安全措施，提供安全作业环境。

（4）施工单位必须高度重视工程收尾阶段。

3～5人组成学习小组，练习正确佩戴安全带。

第三十二课　皮肤防护用品

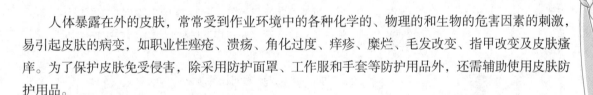

案例故事

都是新电脑惹的祸

上班族杨某近日与电脑相伴，右手手腕外侧开始出现一片厚厚的红色脱皮斑块，平日便有点痒，若遇上加班工作量大时，便会搔痒难耐，经过皮肤科医师诊断，发现杨某因为是过敏性体质，又使用刚买的新电脑，对电脑塑化剂、合成橡胶等材质产生了过敏现象。

人体暴露在外的皮肤，常常受到作业环境中的各种化学的、物理的和生物的危害因素的刺激，易引起皮肤的病变，如职业性痤疮、溃疡、角化过度、痒疹、糜烂、毛发改变、指甲改变及皮肤瘙痒。为了保护皮肤免受侵害，除采用防护面罩、工作服和手套等防护用品外，还需辅助使用皮肤防护用品。

一、皮肤防护用品的种类

常用的皮肤防护用品有护肤剂、皮肤清洁剂和皮肤防护膜3类。

1. 护肤剂

护肤剂是指涂抹在皮肤上，能隔离有害因素的护肤用品。护肤剂能够防止各处物理、化学等因素的危害，如各种漆类、酸碱溶液、紫外线等。有防一般污染剂、防水剂、防脂性制剂、防光感性油膏、防酸剂和防碱剂等的作用。

2. 皮肤清洁剂

皮肤清洁剂主要为了清洗沾染在皮肤或工作服上的尘毒等有害物质，通过润湿、分散、乳化、增溶等作用来达到洗涤的目的。洗涤剂应易溶于水中，它除了清除污物外，还应具有消毒杀菌的作用，不会过多地洗去皮肤的天然脂肪，对皮肤无过敏和刺激作用。

3. 皮肤防护膜

皮肤防护膜又称隐形手套，能在皮肤表明形成一个透明的、耐洗的、不透水、不透油但透气的保护层。有效保护时间可达 4 小时，可预防汽油、柴油、机油、油漆等物质对皮肤的伤害。

二、护肤用品选用注意事项

（1）配制的护肤剂要同肤色接近，软硬适度，无异味，不妨碍皮脂腺分泌，不易被汗水冲掉，不引起皮肤过敏、突变和癌变等。

（2）选用护肤剂，要考虑作业场所有害物质的种类、工作性质。在操作容易出汗的作业岗位上的工人宜选用油脂性护肤剂，野外工作者和接触沥青的作业工人宜选用防光感性油膏。

（3）作业人员涂护肤剂时，皮肤应清洁干燥，并尽量涂均匀。

（4）一般护肤剂的有效防护时间为 3～4 小时。超过这个时间，应重新涂抹。

（5）下班后用洗涤剂清洗去除护肤剂。

知识拓展

如何使用防晒霜

阳光弱、暴晒时间短的时候：

（1）清洁皮肤；（2）一定要用化妆水；（3）如果是干性皮肤，适当抹一点润肤液；（4）擦 SPF15 的防晒霜。

阳光猛、暴晒时间长的时候：

（1）至（3）步骤同上；（4）用 SPF15 以上的防晒品；（5）每两个小时补擦防晒两用粉饼。

图 32.1 所示提醒人们在户外工作时，要涂防晒品。

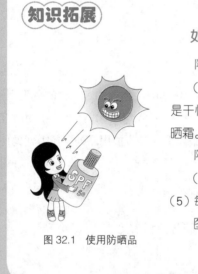

图 32.1 使用防晒品

3～5 人组成学习小组，练习正确洗手。

国际瞭望

三方机制背景下加拿大劳动者的个人防护管理

　　加拿大作为工业发达国家，积累了丰富的职业安全卫生管理经验。高度强调劳动者的个人防护管理是其成功经验之一。通过界定政府、雇主与雇员相互之间的权、责、利关系所建立起来的三方机制，来确保三方主体在职业卫生与安全工作方面的配合与监督，实现三者间的制衡与协作。

　　其中，在个人防护的管理方面，政府享有监督检查的职权，并负责促进职业安全与卫生方面的培训、教育与研究；雇主则有义务采取一切合理必要措施确保工作场所的安全，并提供个人防护设备，并且确保工人能够恰当地使用这些防护用品，还要培训雇员怎样处理任何潜在危险，安全使用、处理、储存和处置危害物质以及处理紧急情况。三方机制中还特别规定了代表雇主行事的管理者和监督者有责任确保工人使用规定的防护设备设施。雇员在个人安全防护方面的义务则表现为以下 4 个方面：有责任在工作中遵守职业卫生与安全的法令法规；有责任使用雇主要求的防护设备和衣物；有责任报告工作场所的危险；有责任按照雇主规定的方式进行工作并且使用指定的安全设备。

学以致用 〉〉〉

　　在生产经营活动中，应该正确佩戴个人防护用品，确保职业健康与安全。请从下列两张图片中指出，在个人防护用品佩戴方面做得不好之处，及其他存在安全隐患之处。

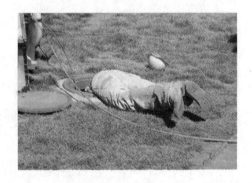
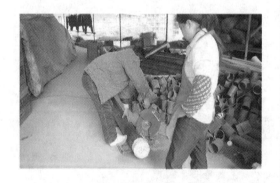

模块五
急救与避险

导读

本模块学习目标：

- 掌握急救和避险逃生的基本知识，包括事故发生后现场救护的基本步骤和常用的现场救护通用技术，以及毒气泄漏和火灾两种典型事故发生时的避险与逃生方法和策略。

- 能准备描述现场救护的基本步骤；能正确示范常用的现场救护通用技术；能正确描述毒气泄漏和火灾事故发生后的避险与逃生方法。

- 能形成用科学方式、方法解决紧急事故的意识。

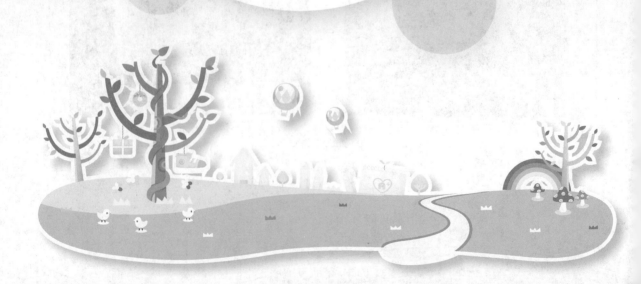

第三十三课　事故现场救护

案例故事

不懂现场救护方法的施救带来双向伤害

某河边张某溺水后，王某奋不顾身跳下水进行抢救。王某虽然会游泳，但一接近张某，即被张某紧紧抱住了，结果一同沉入了水中。王某挣脱张某后，再次极力进行抢救，终于把张某救到岸上。面对张某"青紫的脸和布满血丝的双眼"、"没有缓过气来"的严重情况，王某有点不知所措，只是耐心地为张某一遍遍控水，排出进入呼吸道和胃中的水，却没有进行必要的人工呼吸和胸外心脏按压，等救护人员到达时张某已经死亡。

当作业现场发生人身伤害事故后，如果作业人员能够采取正确的现场应急和逃生措施，可以大大降低死亡的可能性及减少后遗症，因此，应熟悉急救、逃生方法，以便在事故发生后自救互救。

现场救护是指在事故现场，对伤员实施及时、有效地初步救护，是立足于现场的抢救。事故发生后的几分钟、十几分钟，是抢救危重伤员最重要的时刻，医学上称为"救命的黄金时刻"。在此时间内，抢救及时正确，生命有可能被挽救；反之，生命丧失或病情加重。现场及时正确地救护，为医院救治创造条件，能最大限度地挽救伤员的生命和减轻伤残。

一、现场救护的基本步骤

现场救护的目的是挽救生命、减轻伤残。现场救护的原则是：先救命、后治伤。事故现场急救应按照紧急呼救、判断伤情和救护 3 大步骤进行。

1. 紧急呼救

当伤害事故发生时，应大声呼救或尽快拨打电话 120（见图 33.1）、110。紧急呼救时必须要用最精练、准确、清楚的语言说明伤员目前的情况及严重程度、伤员的人数及存在的危险、需要何类急救。

2. 判断伤情

现场急救处理前，首先必须了解伤员的主要伤情，特别是对重要的体征不能忽略遗漏。具体步骤和方法如图 33.2 所示。

3. 现场救护

对于不同的伤情，采用正确的救护体位，运用人工呼吸、胸外心脏挤压、紧急止血、包扎等现场救护技术，对伤员进行现场救护。

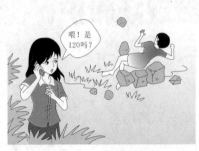

图 33.1　紧急呼救

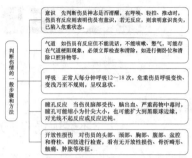

判断伤情的一般步骤和方法
意识　先判断伤员神志是否清醒，在呼唤、轻扣、推动时，伤员有反应则表明伤员有意识，若无反应，则表明意识丧失，已陷入危重状态。
气道　如伤员有反应但不能说话，不能咳嗽、憋气，可能存在气道梗阻现象，必须立即检查和清除，如进行侧卧位和清除口腔异物等。
呼吸　正常人每分钟呼吸12～18次，危重伤员呼吸变快、变浅乃至不规则，呈叹息状。
瞳孔反应　当伤员脑部受伤、脑出血、严重药物中毒时，瞳孔可能缩小为针尖大小，也可能扩大到黑眼球边缘，对光线不起反应或反应迟钝。
开放性损伤　对伤员的头部、颈部、胸部、腹部、盆腔和脊柱、四肢进行检查，看有无开放性损伤、骨折畸形、触痛、肿胀等体征。

图 33.2　判断伤情的一般步骤和方法

二、常用的现场救护通用技术

1. 心肺复苏法

（1）人工呼吸的操作方法。

当呼吸停止、心脏仍然跳动或刚停止跳动时，用人工的方法使空气进出肺部，供给人体组织所需要的氧气，称为人工呼吸法（见图33.3）。采用人工的方法来代替肺的呼吸活动，可及时而有效地使气体有节律地进入和排出肺脏，维持通气功能，促使呼吸中枢尽早恢复功能，使处于"假死"状态的伤员尽快脱离缺氧状态，恢复人体自动呼吸。人工呼吸是复苏伤员的一种重要的急救措施。

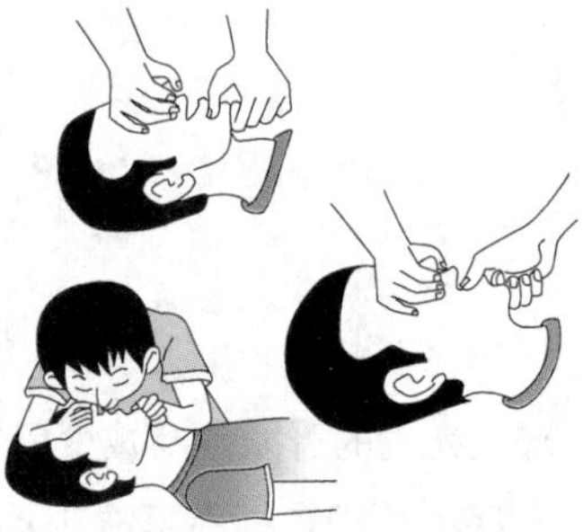

图 33.3　口对口人工呼吸法

让伤员仰面平躺，救护者跪在伤员一侧，一手将伤员下颌合上并向后托起，使伤员头部尽量后仰，以保持呼吸道畅通，另一手捏紧伤员的鼻孔（避免漏气），并将手掌外缘压住额部。深吸一口气后，对准伤员的口，用力将气吹入。如果伤员牙关紧闭不能撬开或口腔严重受伤时，可用口对鼻吹气法（见图33.4）。用一手闭住伤员的口，以口对鼻吹气。吹气后应立即离开伤员的口（鼻），并松开伤员的鼻孔（或嘴唇），让其自由呼吸。重复上述动作，并保持一定的节奏，每分钟均匀地做16～20次，直至伤员自主呼吸为止。

（2）胸外心脏挤压的操作方法。

若感觉不到伤员脉搏，说明心跳已经停止，需立即进行胸外心脏挤压（见图33.5）。具体做法是：让伤员仰卧在地上，头部后仰偏；抢救者跪在伤员身旁或跨跪在伤员腰的两旁，用一只手掌根部放在伤员胸骨下1/3～1/2处，另一只手重叠于前一只手的手背上；两肘伸直，借自身体重和臂、肩部肌肉的力量，急促向下压迫胸骨，使其下陷3～4厘米；挤压后迅速放松（注意掌根不能离开胸壁），依靠胸廓的弹性，使胸骨复位。反复有节律地进行挤压和放松，每分钟60～80次，同时随时观察伤员的情况。如能摸到颈动脉和股动脉等搏动，而且瞳孔逐渐缩小，面有红润，说明心脏挤压已有效，即可停止。

挤压时，不宜用力过大、过猛，部位要准确，不可过高或过低。胸外心脏挤压常常与口对口呼吸法同时进行。

2. 止血法

常用的止血方法主要是压迫止血法、止血带止血法、加压包扎止血法和加垫屈肢止血法等。

①压迫止血法（见图33.6）。适用于头、颈、四肢动脉大血管等出血的临时止血。当一个人

负伤流血以后，只要立刻用手指或手掌用力压紧伤口附近靠近心脏一端的动脉跳动处，并把血管压紧在骨头上，就能很快起到临时止血的效果。

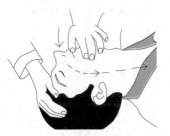
图 33.4　口对鼻人工呼吸法

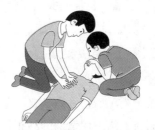
图 33.5　胸外心脏挤压法

② 止血带止血法（见图 33.7、图 33.8）。适用于四肢大出血。用止血带（一般用橡皮管、橡皮带）绕肢体绑扎打结固定，上肢受伤可扎在上臂上部 1/3 处，下肢扎于大腿的中部。若现场没有止血带，也可以用纱布、毛巾、布带等环绕肢体打结，在结内穿一根短棍，转动此棍使带绞紧，直到不流血为止。在绑扎和绞止血带时，不要过紧或过松。过紧易造成皮肤或神经损伤；过松则起不到止血的作用。

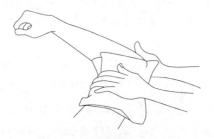
图 33.6　压迫止血法

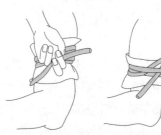
图 33.7　止血带止血法

③ 加压包扎止血法。适用于小血管和毛细血管的止血。先用消毒纱布或干净毛巾敷在伤口上，再垫上棉花，然后用绷带紧紧包扎，以达到止血的目的。若伤肢有骨折，还要另加夹板固定。

④ 加垫屈肢止血法（见图 33.9）。多用于小臂和小腿的止血。它利用肘关节或膝关节的弯曲功能，压迫血管达到止血目的。在肘窝或腘窝内放入棉垫或布垫，然后使关节弯曲到最大限度，再用绷带把前臂与上臂（或小腿与大腿）固定。

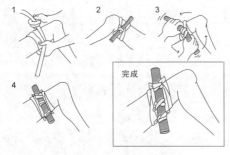
图 33.8　止血带止血法 2

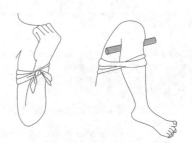
图 33.9　加垫屈肢止血法

3. 包扎法

有外伤的伤员止血后，就要立即用急救包、纱布、绷带或毛巾等包扎起来。及时、正确地包扎，既可以止血，又可保持伤口清洁，防止污物进入，避免细菌感染。当伤员有骨折或脱臼时，包扎还可以起到固定敷料和夹板的作用，以减轻伤员痛苦，并为安全转送医院救治打下基础。

常用的包扎材料有绷带、三角巾、四头带及其他临时代用品（如干净的手帕、毛巾、衣物、腰带、领带等）。绷带包扎一般用于受伤的肢体和关节、固定敷料或夹板和加压止血等。三角巾包扎主要用于包扎、悬吊受伤肢体、固定敷料、固定骨折等。

4. 断肢（指）与骨折处理

（1）断肢（指）处理。

发生断肢（指）后，除做必要的急救外，还应注意保存断肢（指），以求进行再植。保存的方法是：将断肢（指）用清洁的纱布包好，放在塑料袋里。不要用水冲洗断肢（指），也不要用各种溶液浸泡。若有条件，可将包好的断肢（指）置于冰块中，冰块不能直接接触断肢（指）。然后将断肢（指）随伤员一同送往医院。

（2）骨折的固定。

为了避免骨折断端刺伤皮肤、血管和神经，对骨折处做好临时固定，使伤员安静以减轻疼痛、便于运送，避免在搬运与运送中增加受伤者的痛苦。

在处理开放性骨折时，局部要做清洁消毒处理，用纱布将伤口包好，严禁把暴露在伤口外的骨折端送回伤口内，以免造成伤口污染和再度刺伤血管与神经。

用于固定的材料有夹板和敷料。夹板的长度和宽度要与骨折肢体相称，其长度一般以超过骨折上下两个关节为宜。敷料用于衬垫和捆绑。夹板不应直接接触皮肤。在固定时可将纱布、三角巾、毛巾、衣物等软材料垫在夹板与肢体之间，以免引起皮肤磨损或局部组织压迫坏死。

对于大腿、小腿、脊椎骨折的伤者，一般应就地固定，不要随便移动伤者，不要盲目复位，以免加重损伤程度。如上肢骨折，可将伤肢固定于躯干；如下肢骨折，可将伤肢固定于另一健肢。对四肢骨折固定时，应先捆绑骨折断处的上端，后捆绑骨折断处的下端。如捆绑次序颠倒，则会导致再度错位。上肢固定时，肢体要屈着绑（屈肘状）；下肢固定时，肢体要伸直绑。

固定、捆绑的松紧度要适宜。过松达不到固定的目的，过紧影响血液循环，导致肢体坏死。固定四肢时，要将指（趾）端露出，以便随时观察肢体血液循环情况。如出现指（趾）苍白、发冷、麻木、疼痛、肿胀、甲床青紫等症状时，说明固定、捆绑过紧，血液循环不畅，应立即松开，重新包扎固定。

知识探究

骨折的主要症状

（1）疼痛剧烈，尤在骨折处有明显压痛。

（2）肿胀。骨折断端可刺伤周围神经、血管、软组织及骨髓腔内出血，造成局部血肿。

（3）骨折局部畸形。造成受伤部位的形状改变，如肢体短缩、成角、旋转等。

（4）骨摩擦音。骨折断端互相摩擦所发生的声音，但不要为了听骨摩擦音而去反复移动骨折断端。

（5）功能障碍。骨折后原有的运动功能受到影响甚至完全丧失。

5. 安全转移——伤员的搬运

经过急救以后，就要把伤员迅速地送往医院。搬运伤员也是救护的一个非常重要的环节。如果搬运不当，可使伤情加重，严重时还可能造成神经、血管损伤，甚至瘫痪，难以治疗。因此，对伤员的搬运应十分小心。

（1）一般伤情的搬运方法。

如果伤员伤势不重，可采用扶、背、抱的方法将伤员运走。图 33.10 和图 33.11 所示为单人、双人不同的搬运法。

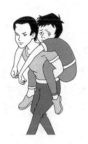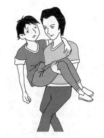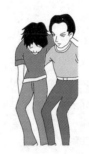

图 33.10　单人搬运法

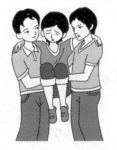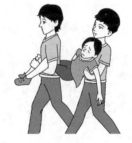

图 33.11　双人搬运法

① 单人扶着行走。即左手拉着伤员的手，右手扶住伤员的腰部，慢慢行走。此法适于伤员伤势不重、神志清醒时使用。

② 肩膝手抱法。若伤员不能行走，但上肢还有力量，可让伤员钩在搬运者颈上，此法禁用于脊柱骨折的伤员。

③ 背驮法。先将伤员支起，然后背着走。

④ 双人平抱着走。两个搬运者站在同侧，抱起伤员走。

（2）几种严重伤情的搬运方法。

① 颅脑伤昏迷者搬运。搬运时要重点保护头部，伤员在担架上应采取半俯卧位，头部侧向一边，以免呕吐时呕吐物阻塞气道而窒息，若有暴露的脑组织应保护。抬运应两人以上，抬运前头部给予软枕，膝部、肘部要用衣物垫好，头颈部两侧垫衣物使颈部固定。

议一议

对脊椎骨折者不正确的搬运方法会导致什么后果？

② 脊柱骨折搬运。对于脊柱骨折的伤员，一定要用木板做的硬担架抬运。应由 2～4 人，使伤员成一线起落，步调一致，切忌一人抬胸，一人抬腿。

伤员放到担架上以后，要让其平卧，腰部垫一个衣服垫，然后用3～4根布带把伤员固定在木板上，以免在搬运中流动或跌落，造成脊柱移位或扭转，刺激血管和神经，使下肢瘫痪。无担架、木板时，需众人用手搬运时，抢救者必须有一人双手托住伤者腰部，切不可单独一人用拉、拽的方法抢救伤者，否则，易把受伤者的脊柱神经拉断，而造成下肢永久性瘫痪的严重后果。

③ 颈椎骨折搬运。搬运颈椎骨折伤员时，应由一人稳定头部，其他人以协调力量平直抬在担架上，头部左右两侧用衣物、软枕加以固定，防止左右摆动。

图 33.12 所示为脊椎骨折搬运法示意图。

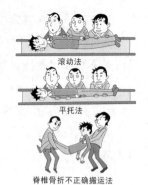

滚动法

平托法

脊椎骨折不正确搬运法

图 33.12　脊椎骨折搬运法

请分别针对骨折和严重伤情的伤员，选取不同的单人或双人搬运方法搬运伤员。

搬运伤员时请注意以下问题：

（1）在搬运转送之前，要先做好对伤员的检查和完成初步的急救处理，以保证转运途中的安全。

（2）要根据受伤的部位和伤情的轻重，选择适当的搬运方法。

（3）搬运行进中，动作要轻，脚步要稳，步调要一致，避免摇晃和振动。

知识拓展

车祸现场紧急救护

（1）一旦发生道路交通事故，首先亮起危险警告灯，在路上摆放三角形警告牌，如有需要，再用其他方式示警。

（2）关掉所有肇事车辆的发动机，禁止吸烟，当心其他易燃物品，尽可能防止燃油泄漏，防止车辆爆炸。

（3）当事人或在事故发生地目击者，应将事故发生的时间和地点、事故的性质和特点、伤亡情况等迅速报告给公安交通管理部门，同时向附近医疗单位、急救中心呼救、救援。"交通事故报警"、"急救中心"的全国统一呼叫电话号码分别为"122"、"120"。报告者需得到对方明确答复后方能挂机，并立即回到现场通报联系情况和等待救援、接受处理。

（4）车辆翻车或坠车时，驾驶人应抓紧方向盘，两脚钩住踏板，随车体旋转，乘客应趴到座椅上并抓住车内固定物。

（5）车辆在行驶中发生事故时，乘客不要盲目跳车，应在车辆停下后再陆续撤离。如车辆碰撞变形，车门无法打开，可尝试按下车窗或打碎玻璃脱身。如身上着火，应立即下车倒地滚动，并且不要张嘴深呼吸或高声呼喊。

第三十四课　避险与逃生

案例故事

胡乱逃生惹伤害

某企业仓库因电线短路起火，浓烟蔽日中，十余名职工从厂房三楼洗手间窗户跳楼逃生。事故共有 23 人受伤。好在职工们跳楼的地方有间铁皮房，要不然肯定会有人摔死。除部分伤者是跳楼摔伤外，还有部分伤者是由于烟熏受伤或逃生时被划伤。

一、毒气泄漏的避险与逃生

发生毒气泄漏事故时应如何安全撤离事故现场？

化学品毒气泄漏的特点是发生突然、扩散迅速、持续时间长，涉及面广。发生毒气泄漏事故后，如果现场人员无法控制泄漏，则应迅速报警并选择安全逃生。不同的化学物质以及在不同情况下出现的泄漏事故，其自救与逃生的方法有很大差异。若逃生方法选择不当，不仅不能安全逃出，反而会使自己受到更严重的伤害。

1. 提高避险逃生能力

（1）了解本企业化学危险品的危害，熟悉厂区建筑物、道路等，必要时能以最快的速度逃生。

（2）正确识别化学安全标签，了解所接触化学品对人体的危害和防护急救措施。

（3）企业制定完善的毒气泄漏事故应急预案，并定期组织演练。

2. 安全撤离事故现场

（1）发生毒气泄漏事故时，现场人员不可恐慌，应按照平时应急预案的演习步骤，各司其职，井然有序地撤离。

（2）当现场人员确认无法控制泄漏时，必须当机立断，选择正确的逃生方法，快速撤离现场并迅速报警。

（3）逃生时要根据泄漏物质的特性，佩戴相应的个体防护用品。假如现场没有防护用具，也可应急使用湿毛巾或湿衣物捂住口鼻进行逃生。

（4）逃生时要沉着冷静确定风向，根据毒气泄漏位置，向上风向或侧风向转移撤离，也就是要逆风逃生，如图34.1所示。

（5）假如泄漏物质的密度比空气大，则选择往高处逃生；相反，则选择往低处逃生，但切忌在低洼处滞留。

（6）假如事故现场有救护消防人员或专人引导，应服从他们的引导和安排。

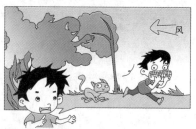

图 34.1　逆风逃生

知识探究

化学品毒气泄漏的应急要点

（1）发现被遗弃的化学品不要捡拾，应立即在事发地周围设置警示标志，拨打报警电话，说清具体位置、包装标志、大致数量以及是否有气味等情况。

（2）在确认发生毒气泄漏或危险化学品事故后，应马上用手帕、餐巾纸、衣物等随手可及的物品捂住口鼻。手头如有水或饮料，最好把手帕、衣物等浸湿。严禁吸烟，以免爆炸。

（3）遇到危险化学品运输车辆发生事故，应立即离开事故现场，沿上风方向或侧上风路线，朝着远离毒源的方向迅速撤离。到达安全地点后，要及时脱去被污染的衣服，用流动的水冲洗身体，特别是曾经裸露的部分。

（4）居民小区施工过程中挖掘出有异味的土壤时，应拉上警戒线。在异味土壤清走之前，不要开窗通风。

（5）遇到危险化学品泄漏时，要尽可能地戴上手套，穿上雨衣、雨鞋等，戴上各种防毒眼镜、防护镜或游泳用的护目镜等，或用床单、衣物遮住裸露的皮肤。如已备有防化服等防护装备，要及时穿戴。

（6）污染区及周边地区的食品和水源不可随便动用，须经检测无害后方可食用。

二、火灾时的避险与逃生

1. 提高避险逃生能力

（1）熟悉周围环境，牢记消防通道线路（见图34.2）。

对自己工作场所的环境和居住地的建筑物的结构和逃生路线了如指掌。当你处在陌生的环境，如宾馆、商场、娱乐场所时，为了自身安全，要留意疏散通道、紧急出口的具体位置及楼梯方位等。如有火灾发生，能找到逃生路线，安全迅速地脱离火灾现场。在安全无事时，一定要居安思危，给自己预留一条通路。

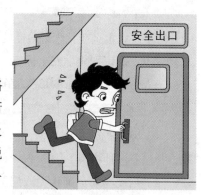

图 34.2　时刻留意逃生路

（2）保持通道出口畅通无阻。

楼梯、消防通道、紧急出口等火灾发生时的重要逃生通道，应确保畅通无阻，切不可堆放杂物或封闭上锁。任何人发现任何地点的消防通道或紧急出口被堵塞，都应及时报告公安消防部门进行处理。

2. 火灾初起时的应对策略

火势初起，如果发现火势不大，且尚未对人与环境造成很大威胁，当周围有足够的消防器材，如灭火器、消防栓、自来水等，应尽可能地在第一时间将小火控制、扑灭，不可置小火于不顾而酿成火灾。

3. 火灾现场逃生策略

（1）保持沉着冷静，辨明方向，迅速撤离。

突遇火灾，首先要使自己保持镇静，迅速判断危险地点和安全地点，果断决定逃生的办法，尽快撤离险地。如果火灾现场人员较多，切不可慌张，千万不要盲目地跟从人流，更不要相互拥挤、盲目跟从或乱冲乱撞、相互践踏，造成意外伤害。撤离时要注意，朝明亮处或外面空旷地方跑，要尽量往楼层下面跑。若通道已被烟火封堵，则应背向烟火方向离开，通过阳台、气窗、天台等往室外逃生。现场烟雾很大或断电，能见度低，无法辨明方向，则应贴近墙壁或按指示灯的提示，摸索前进，找到安全出口。

（2）不贪念财物。

遇上火灾时，必须迅速疏散逃生，不要因害羞或顾及贵重物品，而把逃生时间浪费在穿衣服、寻找和搬离贵重物品上，因为任何财物都比不上生命珍贵。更不要在已经逃离火场后，为了财物而重返火场，到头来只能是人财两空、自取灭亡。

（3）警惕毒烟（见图34.3）。

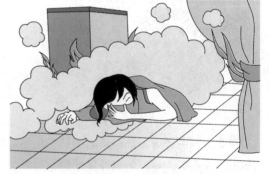

图 34.3　警惕毒烟

逃生时经过充满烟雾的路线，要防止烟雾中毒、预防窒息。为了防止火场浓烟呛入，可采用毛巾、口罩蒙鼻、匍匐撤离的办法。烟气较空气轻而飘于上部，贴近地面撤离是避免烟气吸入、滤去毒气的最佳方法。

（4）扑灭身上的火。

如果发现身上着了火，千万不可惊跑或用手拍打。当身上衣服着火时，应赶紧设法脱掉衣服或就地打滚，压灭火苗。能及时跳进水中或让人向身上浇水、喷灭火剂就更有效了。若有人惊慌而逃时衣裤带火，应将其按倒在地打滚，直至火熄灭。穿过烟火封锁区，可向头部、身上浇冷水或用湿毛巾、湿棉被、湿毯子等将头、身体裹好，再冲出去。

（5）选择逃生通道自救，慎用电梯。

按规范标准设计建造的建筑物，都会有两条以上逃生楼梯、通道或安全出口。发生火灾时，要根据情况选择进入相对较为安全的楼梯通道。还可以利用建筑物的阳台、窗台、天面屋顶等攀到周围的安全地点，沿着落水管、避雷线等建筑结构中凸出物滑下楼也可脱险。在高层建筑中，电梯的供电系统在火灾时随时会断电或因热的作用电梯变形，而使人被困在电梯内。同时由于电梯井犹如贯通的烟囱般直通各楼层，有毒的烟雾会直接威胁被困人员的生命，但是按照防火要求安装的消防电梯除外，因为它有单独的电源控制和其他安全设备，可用于人员的疏散。

（6）暂避相对安全场所，等待救援（见图34.4）。

假如用手摸房门已感到烫手，或已知房间被大火或烟雾围困，此时切不可打开房门，否则火焰与浓烟会顺势冲进房间。应关闭通向火区的门窗，打开背火的门窗，用湿毛巾或湿布条塞住门窗缝隙，或者用水浸湿棉被蒙上门窗，并不停泼水降温，同时用水淋透房间内可燃物，防止烟火渗入，固守在房间内，等待救援人员到达。

（7）设法发出信号，向外界求救（见图34.5）。

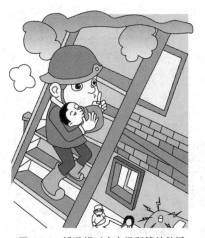

图34.4 暂避相对安全场所等待救援

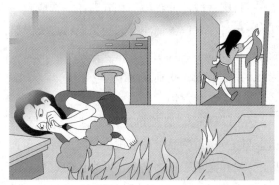

图34.5 设法发出信号向外界求救

被烟火围困暂时无法逃离的人员，应尽量待在阳台、窗口等易于被人发现和能避免烟火近身的地方。在白天，可以向窗外晃动鲜艳衣物，或向外抛轻型晃眼的东西；在晚上，可以用手电筒不停地在窗口闪动或者利用敲击金属物、大声呼救等方式，及时发出有效的求救信号，引起救援者的注意。

（8）结绳下滑自救。

高层、多层公共建筑内一般都设有高空缓降器或救生绳，相关人员可以通过这些设施安全地离开危险的楼层。如果没有这些专门设施，而安全通道又已被堵，救援人员不能及时赶到的情况下，你可以迅速利用身边的绳索或床单、窗帘、衣服等自制简易救生绳，并用水打湿，将其一端牢牢地系在自来水管或暖气管等能负载体重的物体上，另一端从窗口或阳台下垂至地面或较低楼层的阳台等处，沿着绳子下滑，逃离火场。

（9）不轻易跳楼。

跳楼求生的风险很大，弄不好往往不是死就是伤，若生命还未受到严重威胁，不可轻易跳楼。只有消防人员准备好气垫并指挥跳楼时，或者楼层不高（一般4层以下），非跳楼即被烧死的情况下，才采取跳楼的方法。

即使出此下策，也要讲究方法。应该向楼下抛掷棉被或床垫，或尽量选择向水池、软雨篷、草地等方向跳，或尽量抱些棉被、沙发垫等松软物品或打开雨伞跳下，以减缓冲击力、减少受伤的可能性；徒手跳楼时要扑住窗台或阳台边缘，用双手抓住窗沿，身体下垂，以尽量降低身体与地面的垂直距离，落地前要双手抱紧头部、身体弯曲成一团，以减少伤害。

知识拓展

教室集中授课处，防火安全最重要

教室消防隐患：

（1）室门不畅通或只开一个门。

（2）使用大功率照明灯或取暖器靠近易燃物。

（3）违反操作规程使用电子教具。

（4）电线电路老化或超负荷。

（5）不按照安全规定存放易燃物品。

（6）吸烟乱丢烟头。

教室消防须知：

（1）线路老化要更新，增加负荷有保证。

（2）严禁吸烟丢烟头，易燃物品离灯远。

（3）操作规程不违反，大门畅通无阻碍。

（4）教室安全很重要，提高警惕防火灾。

教室火灾逃生自救方法：

（1）教室一旦失火，在火势尚小时，可立即用教室里配备的灭火器扑火自救，或用衣物将火压灭。

（2）火势发展，立即跑到室外。如教室里已充斥大量烟气，撤离时可用手绢、衣袖等捂住口鼻，并弯腰低姿势快行，防止烟气吸入。

（3）一层教室失火，烟火封住教室门时，可从窗口跳出去。二、三楼教室失火，烟火封住门时，可用窗帘、衣物拧成长条，制成安全绳，一头拴在暖气管或桌椅腿上，两手抓住安全绳，从窗口缓缓下滑。

（4）别的教室失火，当火势尚未控制楼道时，应立即离开教室，迅速进入安全通道向外疏散。

（5）烟火封住下撤楼道、大门时，可迅速撤往楼顶平台，等待救援。

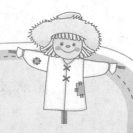

案例分析

- 案情

2005 年 6 月 10 日上午，某市一家宾馆发生特大火灾，造成 31 人死亡、15 人受伤。在三、四楼每间客房都有窗帘，发生火灾的时候如果使劲把窗帘拽下来，然后打成结当作绳索自救，就不会造成这么多的伤亡。但是这次火灾中没有人采用这种方式，有的干脆直接从楼上跳下去，造成死亡。

- 分析

一般的房间中都有诸如床单、被罩、窗帘之类的物品，在其他通道堵死的情况下，可以利用这些物品结成长绳，从窗户上逃生。不要轻易选择跳楼。

 测一测

请为学校设计一个火灾避险与逃生应急方案。

国际瞭望

从一次成功的矿难救助看加拿大的安全文化

加拿大萨斯喀彻温省一家钾盐矿的 72 名矿工，在因该矿发生火灾而被困井下一天多后于 1 月 30 日全部获救。出现这样让人庆幸的圆满结局绝非偶然。

遇险矿工成功获救固然与施救过程中的一些主客观条件相关，但是，被困矿工和营救人员在安全生产和紧急事态处理方面的训练有素成为了救援成功的重要因素。该矿发言人汉米尔顿 1 月 30 日特别强调，被困矿工之所以毫发未损，很大程度上是因为"平时安全生产训练得好"。29 日凌晨火灾发生后，在各个工段作业的矿工立即首先通过无线电把险情报告地面，并根据地图以最快速度撤到就近的"特别隔离室"。而 6 个营救小组在接报后 2 小时内就已到位，并展开了紧锣密鼓的营救行动。一位营救队员回忆说，当时矿井里烟很大，温度很高，但他们没觉得有太大困难，因为这跟平常训练时的模拟环境差不多，"只不过是更复杂了一些"。

此前，萨省钾盐矿有着连续 100 万个工时的安全生产记录。同时身为该矿经理之一的汉米尔顿在宣布营救成功时不无骄傲地说，"安全是我们企业文化的核心"，我们要保证"在矿井工作就同在省政府办公室里工作一样安全"。

1998 ～ 2001 年期间，在加联邦政府管辖的能源和采矿企业中，只有一人因工伤而死亡。有专家把加拿大高产出低伤亡的矿业生产的成功经验归结为 3 条：政府部门和矿主都拥有高度责任感；矿业工人都经过严格的安全生产培训；不断应用和改善高科技设备提高生产安全。

学以致用 >>> 请根据下图设计一个家庭火灾逃生方案

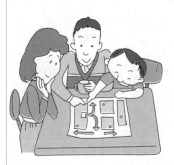

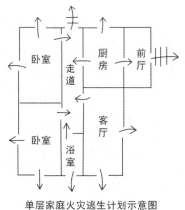

单层家庭火灾逃生计划示意图

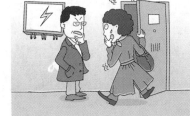

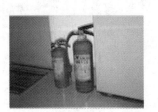

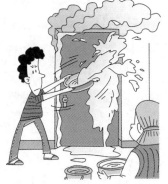

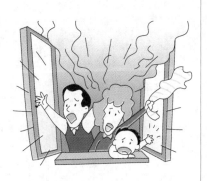

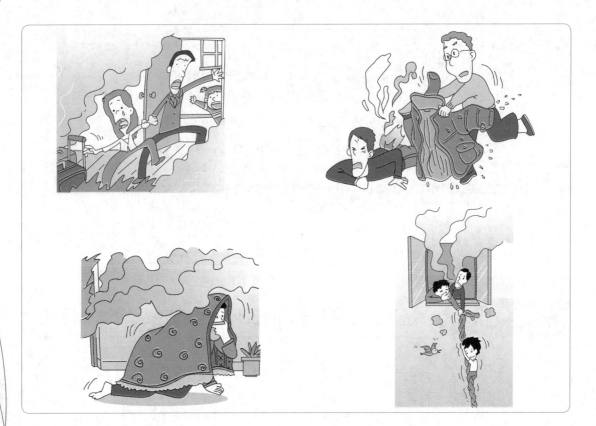

模块六
实训实习安全操作规程

导读

本模块学习目标：

- 了解实训实习的一般安全操作规程，制造类车间设备、化工类实验、电工电子实训实习、建筑类实训实习的安全操作规程。

- 在实习实训中，能够遵守实训实习安全基本规则以及实训实习设备和场所的安全操作规程。

- 能养成自觉遵守实训实习基本安全规则和操作规程的职业行为习惯，养成主动排查实训实习设备和场所安全隐患的意识，以及形成冷静处理实训实习设备和场所安全事故的素养。

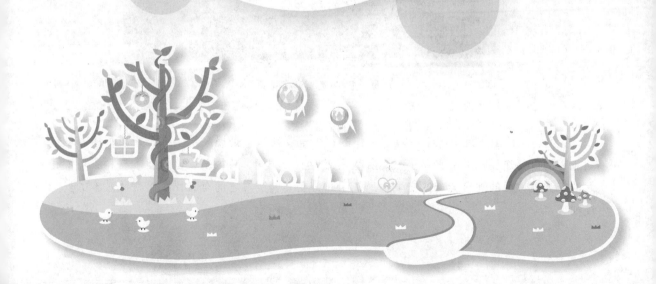

第三十五课 实训实习安全一般操作规程

案例故事

袖口被卷险遭断手臂

2010年4月20日晚车工七班学生小李在低速加工梯形螺纹时，用手触摸低速旋转的工件，检验加工效果，由于工件表面有毛刺，袖口没有扎紧，被工件卷住手臂，造成脱臼。幸亏在他身后操作的同学发现及时，采取紧急措施，停车，否则后果不堪设想。

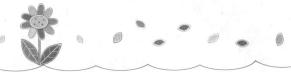

安全是与人的生命紧密相连的，安全规则是前人用鲜血和生命作的最宝贵的经验总结，我们在实训实习和生产中应当贯彻执行安全规则。

一、实训实习安全基本规则

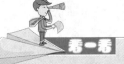

图35.1所示为标准化的数控实训车间，在车间实训中要遵守安全规则。

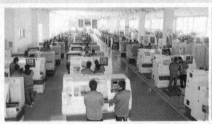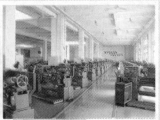

图 35.1　标准化的数控实训车间

实习、实训工作是中职学校教学工作的一个重要环节，是提高学生综合素质和培养创造性能力的重要途径。由于实训实习场所基本接近生产环境，有很多设施设备、材料、环境和人的行为等方面的因素会产生安全隐患，因此，在实训实习之前有必要了解一些基本的安全规则。

1. 形成良好的安全意识

（1）没获得指导教师（管理人员）的批准和指导，不可擅自进入实训实习车间。

（2）每日工作时间不超过 8 小时，尽量确保每周休息 2 日。

（3）进入实训实习工场前要检查各种设备的安全情况和安全防护用品配戴情况，符合要求后准予进入实训实习场所。

（4）严格遵守各种设备和专用工具的安全操作规程。

（5）严格遵守易燃、易爆、有害、有毒、易腐蚀等危险物品的管理规定。

（6）注意观察指导老师的示范教学，严格按指示方法进行操作。

2. 实训实习的一般注意事项

（1）严禁湿手操作电气开关或电气设备。

（2）通电试验的项目或使用电气设备必须听从师傅（老师）的指导和指挥。

（3）在工场内不得擅自串岗、打斗、嬉闹。

（4）进岗位时，做好有关劳动安全保护事项，如扎紧袖口、裤脚、衣角等。进入作业现场，不准穿裙子，不准穿高跟鞋、拖鞋、凉鞋，不准带头巾、围巾，不准赤脚、赤膊和宽衣作业。

（5）进行可能会产生火花或者对眼、脸、头等产生伤害的相关操作时，要戴安全帽、安全镜、眼罩或面罩等个人防护用品。接触高温物体或会对皮肤产生腐蚀作用的酸液等危险物时，应戴上手套。

二、实训实习场所清洁卫生规定

（1）保持实训实习室内的工作台、地面、门窗、墙壁的清洁。

（2）讲究卫生，不随地吐痰，不乱写乱画，保持室内整洁。

（3）每天工作结束离岗前必须收拾整理好工器具、仪表、工件、材料等实习设备、清洁干净工作台和周边环境，管理好易燃易爆物品。

（4）当天轮值的实训实习生须彻底搞好室内外的清洁卫生（见图 35.2），断开电源、关闭门窗，做好防火防盗措施，确保实习场所的安全。

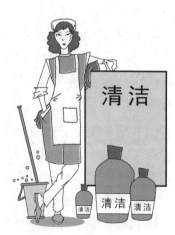

图 35.2 实训实习场所清洁

 测一测

根据所学专业特点，拟定一份所学专业工作岗位的实训实习场所一般操作规程。

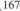

第三十六课　制造类车间设备安全操作规程

"戴手套操作出事手掌被切除"

　　某中职学校学生小马到某轧钢厂连轧生产线进行实习，2009 年 3 月 24 日，刚进厂一个月的他在跟着实习师傅陈某处理一台损坏轧机导轮时，不听师傅告诫，未等轧机完全停止运转就用戴手套的右手去检查其进口导轮，旋转的轧机将其右手卷入，导致右手掌被切除。

一、数控加工中心安全操作规程

1．加工前

　　（1）按规定穿戴好防护用品，扎好袖口，不准戴围巾、带手套、打领带、围围裙，女同学长发应挽在帽子内。

　　（2）检查电气开关，机床零点，工件零点等是否正确。

　　（3）试运行机床，检查设备上的防护、保险、信号、机械传动部分、电气、液压、数控系统等运行状况，在一切正常的情况下方可进行切削加工。

2．加工时

　　（1）按照各按钮、开关正确操作要求，认真编制、输入数控程序。

　　（2）不准接触运动着的工件、刀具和传动部分，禁止隔着机床传动部分传递或拿取工具等物品。

　　（3）调整机床、装夹工件和刀具以及擦拭机床时，必须停车进行。

　　（4）工具或其他物品不准放在电气柜上、操作柜及防护罩上。

　　（5）不准用手直接清除铁屑，应使用专门工具清除。

　　（6）发现异常情况及报警信号，应立即停车，请老师检查。

　　（7）不准在机床运转时离开工作岗位，如要离开时，必须将工作台停放在机床中间位置，然后再关机，并切断机床总电源。

3．结束时

　　（1）作好设备运行记录工作。

　　（2）做好设备清洁保养工作。

（3）整齐摆放好工具。

图36.1所示为数控加工中心操作现场。

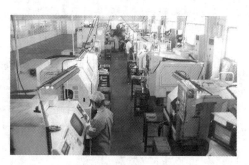

图36.1　数控加工中心操作

二、数控车床安全操作规程

1. 接通电源之前

（1）确保操纵板和电气控制柜的门都已关好。

（2）确保机床周围没有障碍物。

（3）先接通主电源隔离开关，再接通操纵板上的电源开关。

知识探究

数控加工中心是一种带有刀库并能自动更换刀具，对工件能够在一定的范围内进行多种加工操作的数控机床。在加工中心上加工零件的特点是：被加工零件经过一次装夹后，数控系统能控制机床按不同的工序自动选择和更换刀具；自动改变机床主轴转速、进给量和刀具相对工件的运动轨迹及其他辅助功能，连续对工件各加工面自动地进行钻孔、锪孔、铰孔、镗孔、攻螺纹、铣削等多工序加工。由于加工中心能集中地、自动地完成多种工序，避免了人为的操作误差、减少了工件装夹、测量和机床的调整时间及工件周转、搬运和存放时间，大大提高了加工效率和加工精度，所以具有良好的经济效益。加工中心按主轴在空间的位置可分为立式加工中心与卧式加工中心。

2. 卡盘注意事项

（1）关好前防护门，再启动主轴开始切削操作。

（2）遵守所装卡盘的最大主轴转速限制。

（3）还要注意工件的加持力和平衡情况。

（4）输入G50指令和主轴转速可以限制主轴最大转速。G50指令能够保证操作安全。

（5）如果主轴转速必须在接近最大允许转速的情况下旋转，要确保夹紧在卡盘上的工件保持平衡；要用可允许的最大压力来夹紧工件，因为离心力会降低卡盘的加持力。

（6）如果使用特殊卡爪（大于标准软钢卡爪），要降低主轴转速，因为离心力和较低的效率会降低卡盘的加持力；要确保卡爪螺母总是处在卡盘周围之内；要按照工件的形状加工卡爪。

（7）把卡盘体、卡爪和垫块上的螺栓按规定扭矩牢固拧紧，使用润滑油，确保扭矩至少为392N·m（40kgf）。

3. 一般检查

（1）每天开始操作前检查润滑油油量。

（2）按照说明书中的时间表更换和加满每个润滑油箱和冷却液箱中的润滑油和冷却液。

（3）按照说明书中的时间表清洗过滤器。

（4）确保空气管路和液压管路上每一块压力表都正确显示说明书中给出的数值。

（5）在前防护门内进行任何操作之前要断开电源。在机床后部操作需要操作人员进入机床工作区时，要先断开电源。

4. 操作之前

（1）在所有的防护罩和防护门没有关好的情况下绝对不要操作机床。

（2）在没有检验新程序运行情况之前绝对不要试图使用这个程序。运行程序时卡盘上不要装工件并确保不会发生干涉。在确认程序没有错误后，在单段模式下切削工件。如果没有发现问题，才能开始自动操作。

（3）主轴旋转时千万不要接触铁屑或工件。

（4）不要试图用手或工具使一个运动的物体停下。

（5）检查液压卡盘的卡爪安装情况，液压以及主轴最大允许转速；检查刀具的安装和布置；检查刀具偏移设定；检查零点偏移设定；确保主轴转速和进给速率超驰设定都是 100%；在转塔进给之前，检查 x 轴和 z 轴的软件界限设定和安全界限 LS（限位开关）挡块的位置；检查转塔转位 / 旋转位置；检查尾座体位置；检查切削液喷嘴位置，必须调到能够把切削液准确地输送到切削位置。

（6）要确保工件牢固的安装在卡盘或夹具上；要确保切削操作在主轴允许转速功率扭矩图的范围内进行。

（7）建议使用水溶性冷却液以避免着火。如果使用不可溶的冷却液，不要进行自动操作。

5. 工件装卸

（1）装卸工件之前要使工件退回，以免转塔上的刀具碰伤操作人员。

（2）装卸工件之前要确保主轴完全停稳。

（3）运行一个新的程序之前，要使主轴转动以确信工件以牢固的夹紧在卡盘上。

（4）在加工一个开头不规则的工件之前，要确保工件保持适当的平衡。

（5）装卡工件之前，要确信工件有可以适当装卡的部位。

6. 结束时

（1）清理机床。

（2）使转塔移到预定的回缩位置。

（3）断开操纵板上的电源开关，然后再断开主电源隔离开关，确保所有电源开关都已断开。

（4）做好加工记录。

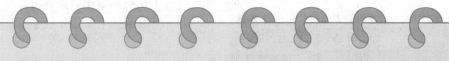

知识探究

初学数控车床操作常见安全故障及解决办法

操作人员对键盘功能键具体含义不熟悉，操作不熟练，对机床功能参数误修改，易造成撞车等事故。

（1）在输入刀补值时，有时"＋"号输成"－"号，"2.25"输成"225"，经常会出现机床启动后刀具直接冲向工件及卡盘，造成工件报废，刀具损坏，机床卡盘撞毁等事故。

（2）回零或回参考点时顺序应为先 x 轴后 z 轴方向，如果顺序不对，机床小拖板会和机床尾架相撞。

解决办法：初学者在没有完全弄懂机床功能前尽量不要修改机床功能参数，一定要弄清基本原理。应严格按照操作规程进行操作，输入程序或刀补数值后应反复检查后方可操作。

三、普通车床安全操作规程

图 36.2 所示为 3 种普通车床，下面将介绍普通车床安全操作规程。

（1）机床运转时，严禁戴手套操作；严禁用手触摸机床的旋转部分；严禁在车床运转中隔着车床传送物件。装卸工件，安装刀具，加油以及打扫切屑，均应停车进行。清除铁屑应用刷子或钩子，禁止用手清理。

图 36.2 普通车床

（2）机床运转时，不准测量工件，不准用手去刹转动的卡盘；用砂纸时，应放在锉刀上，严禁戴手套用砂纸操作，磨破砂纸不准使用，不准使用无柄锉刀，不得用正反车电闸作刹车，应经中间刹车过程。

（3）加工工件按机床技术要求选择切削用量，以免机床过载造成意外事故。

（4）加工切削时，停车时应将刀退出。切削长轴类须使用中心架，防止工件弯曲变形伤人；伸入床头的棒料长度不超过床头立轴之外，并慢车加工，伸出时应注意防护。

（5）高速切削时，应有防护罩，工件、工具的固定要牢固，当铁屑飞溅严重时，应在机床周围安装挡板使之与操作区隔离。

（6）机床运转时，操作者不能离开机床，发现机床运转不正常时，应立即停车，请维修工检查修理。当突然停电时，要立即关闭机床，并将刀具退出工作部位。

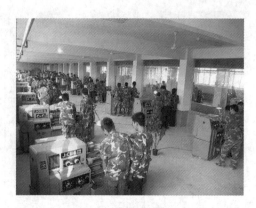

图 36.3　普通车床操作

（7）工作时必须侧身站在操作位置，禁止身体正面对着转动的工件，如图 36.3 所示。

四、数控铣床安全操作规程

图 36.4 所示为 3 种数控铣床，下面介绍数控铣床安全操作规程。

1. 操作规程

（1）开机前应按设备点检卡规定检查机床各部分是否完整、正常，机床的安全防护装置是否牢靠。

（2）按润滑图表规定加油，检查油标、油量、油质及油路是否正常，保持润滑系统清洁，油箱、油眼不得敞开。

（3）按动各按键时用力应适度，不得用力拍打键盘、按键和显示屏。

（4）工作台面不许放置其他物品，安放分度头、虎钳或较重夹具时。

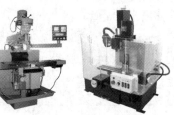
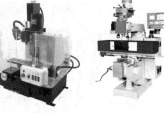

图 36.4　数控铣床

（5）机床发生故障或不正常现象时，应立即停车检查、排除；离开机床、变换速度、更换刀具、测量尺寸、调整工件时，都应停车。

（6）工作完毕后，切断所有开头和电源；妥善保管机床附件，保持机床整洁、完好；做好机床清扫工作，保持清洁，认真执行交接班手续，填好交接班记录。

2. 安全规程

（1）穿紧身工作服，袖口扎紧；女工要戴防护帽；高速铣削时要戴防护镜；铣削铸铁件时应戴口罩；操作时，严禁戴手套。

（2）操作前应检查铣床各部件及安全装置是否安全可靠；检查设备电器部分安全可靠程度是否良好。

（3）机床运转时，不得调整、测量工件和改变润滑方式，以防手触及刀具碰伤手指。

（4）在铣刀旋转未完全停止前，不能用手去制动。

（5）铣削中不要用手清除切屑，也不要用嘴吹，以防切屑损伤皮肤和眼睛。

（6）装卸工件时，应将工作台退到安全位置，使用扳手紧固工件时，用力方向应避开铣刀，以防扳手打滑时撞到刀具或工夹具。

（7）装拆铣刀时要用专用衬垫垫好，不要用手直接握住铣刀。

（8）在机动快速进给时，要把手轮离合器打开，以防手轮快速旋转伤人。

五、磨床安全操作规程

图 36.5 和图 36.6 所示为磨床，下面介绍磨床安全操作规程。

1. 开车前

（1）检查磨床各部位是否正常，并对有关部位注油润滑。

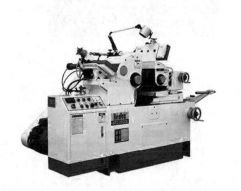

图 36.5　高密无心磨床

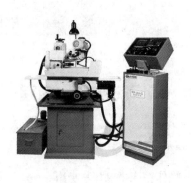

图 36.6　数控工具磨床

（2）正确安装和紧固砂轮，新砂轮安装前要进行检查，用响声检查法检查砂轮是否有裂纹，校核砂轮的圆周速度不超过安全圆周速度。

（3）按规定穿好工作服。

2. 磨削前

（1）各种砂轮都必须有砂轮防护罩，不得在没有防护罩的情况下进行磨削。磨削前，砂轮应经过 2～3 分钟的空转试验。

（2）检查工件是否安装正确、牢靠，平面磨床磨削高而狭窄的工件时，工件前后要放挡铁块，磁性工作台的吸力要充分可靠；调整好换向块的位置并将其紧固。

3. 操作中

（1）每个工件加工结束后，应将砂轮进给手轮退出一些，以免装夹好下一个工件再开机时，砂轮碰撞工件而发生危险。

（2）注意安全用电，不随便打开电器控制箱和乱动电器设备，工作时发生电器故障应请电工进行检查修理。

（3）操作过程中，对导轨、丝杆等关键部位要严防杂物入内，注意砂轮主轴轴承的温度，合理选择磨削用量，切削量过大，易使砂轮破碎而造成危险。

4. 结束时

（1）清除磨床上的磨屑和冷却液，仔细擦洗干净，做好日常保养工作，但不允许在开机或带电状态下进行以上工作。

（2）做好加工件的清洁防锈工作，整理工、量具，清理周边场地卫生。

图 36.7 和图 36.8 所示是磨床操作现场。

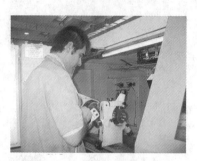

图 36.7　磨床操作

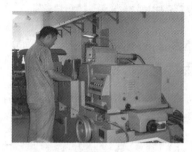

图 36.8　磨床操作

六．钻床安全操作规程

图 36.9 所示为钻床，下面介绍钻床安全操作规程。

1. 开车前

（1）操作钻床要求穿紧身服、戴安全帽，袖口紧扣，上衣下摆不能敞开，严禁戴手套，不得在开动的机床旁穿换衣服，防止机器绞伤。女工长发辫子应盘扣在安全帽内。

（2）检查机床传动是否正常，工具、电气、安全防护装置，冷却液挡水板是否完好，钻床上保险块，挡块不准拆除，并按加工情况调整使用。

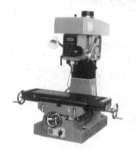

图 36.9　钻床

2. 操作中

（1）摇臂钻床在校夹或校正工件时，摇臂必须移离工件并升高，刹好车，必须用压板压紧或夹住工作物，以免回转甩出伤人。

（2）钻床床面上不要放杂物，换钻头、夹具及装卸工件时须停车进行。带有毛刺和不清洁的锥柄，不允许装入主轴锥孔，装卸钻头要用楔铁，严禁用手锤敲打，钻床及摇臂转动范围内不准堆放物品。

（3）钻小的工件时，要用台虎钳，钳紧后再钻。严禁用手去停住转动着的钻头。

（4）薄板、大型或长形的工件竖着钻孔时，必须压牢，严禁用手扶着加工，工件钻通孔时应减压慢速，防止损伤平台。

（5）机床开动后，严禁戴手套操作，清除铁屑要用刷子，禁止用嘴吹。

3. 结束时

（1）作业完毕后，应切断电源，卸下钻头，主轴箱必须靠近端，将横臂下降到立柱的下部边端，并刹好车，以防止发生意外。

（2）清理工具，做好机床保养工作。

图 36.10 和图 36.11 所示为钻床操作现场。

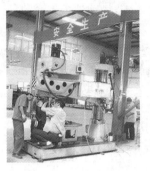

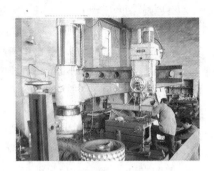

图 36.10　钻床操作　　　　　　　　　　　图 36.11　操作钻床

测一测

以小组为单位，分别为数控加工中心、数控车床、普通车床、数控铣床、磨床、钻床创作一则通俗易懂的安全操作行为歌。

第三十七课　化学实验安全操作规程

案例故事

"违规操作化学实验引发爆炸"

2010 年 11 月 20 日 10 时，某中职学校的李某在做实验时，往玻璃管内加入氨水 20ml，硫酸亚铁 1g，原料 4g，加热温度 160℃。李某在观察其温度时，封管突然发生爆炸，整个反应体系被完全炸碎。李某额头受伤，幸亏当时戴了防护眼镜，才使双眼没有受到伤害。

在化学实验室（见图 37.1）中，安全是非常重要的，它常常潜藏着诸如发生爆炸、着火、中毒、灼伤、割伤、触电等事故的危险性，如何防止这些事故的发生以及万一发生又如何来急救，这些都是每一个化学实验室操作者必须具备的素质。

一、安全用电常识

违章用电常常可能造成人身伤亡、火灾、损坏仪器设备等严重事故。化学实验室使用电器较多，特别要注意安全用电，一

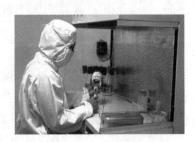

图 37.1　化学实验室

定要遵守实验室安全规则（见表37.1）。

表 37.1　　　　　　　　　　　　　　安全用电

类　型	预 防 措 施
防止触电	不用潮湿的手接触电器
	电源裸露处采取了绝缘防范措施
	所有电器的金属外壳都应保护接地
	实验时先连电路再通电源结束时先断电源再拆线路
	修理或安装电器时应先切断电源
	不用试电笔去试高压电，使用高压电源应有专门的防护措施
	如有人触电，应迅速切断电源，然后进行抢救
防止火灾	使用的保险丝要与实验室允许的用电量相符
	电线的安全通电量应大于用电功率
	室内若有氢气、煤气等易燃易爆气体，应避免产生电火花
	电器接触点（如电插头）接触不良时，应及时修理或更换
	如遇电线起火，立即切断电源，用沙或二氧化碳、四氯化碳灭火器灭火，禁止用水或泡沫灭火器等导电液体灭火
防止短路	线路中各接点应牢固，电路元件两端接头不要互相结触，以防短路
	电线、电器不要被水淋湿或浸在导电液体中，例如实验室加热用的灯泡接口不要浸在水中
安全使用电器仪表	使用前先了解电器仪表要求使用的是交流电、直流电、三相电、单相电，电压大小，以及电器功率是否符合要求及直流电器仪表的正、负极
	仪表量程应大于待测量。若待测量大小不明时，应从最大量程开始测量
	实验之前要检查线路连接是否正确，经教师检查同意后方可接通电源
	在电器仪表使用过程中，如发现有不正常声响，局部温升或嗅到绝缘漆过热产生的焦味，应立即切断电源，并报告教师进行检查

二、使用化学药品的安全防护

在使用化学药品时，要特别注意防毒、防爆、防火和防灼伤（见表37.2）。

表 37.2　　　　　　　　　　　　化学药品使用时的安全防护

类　型	预 防 措 施
防毒	实验前，应了解所用药品的毒性及防护措施
	操作有毒气体（如 H_2S、Cl_2、Br_2、NO_2、浓 HCl 和 HF 等）应在通风橱内进行
	苯、四氯化碳、乙醚、硝基苯等的蒸汽会引起中毒，应在通风良好场地使用
	如苯、有机溶剂、汞等药品能透过皮肤进入人体，应避免与皮肤接触
	氰化物、高汞盐、可溶性钡盐、重金属盐（如镉、铅盐）、三氧化二砷等剧毒药品，应妥善保管，使用时要特别小心
	禁止在实验室内喝水、吃东西，离开实验室及饭前要洗净双手

续表

类 型	预 防 措 施
防爆	使用可燃性气体时，要防止气体逸出，室内通风要良好
	操作大量可燃性气体时，严禁同时使用明火，还要防止发生电火花及其他撞击火花
	有些药品如叠氮铝、乙炔银、乙炔铜、高氯酸盐、过氧化物等受震和受热都易引起爆炸，使用要特别小心
	严禁将强氧化剂和强还原剂放在一起
	久藏的乙醚使用前应除去其中可能产生的过氧化物
防火	许多有机溶剂如乙醚、丙酮、乙醇、苯等非常容易燃烧，大量使用时室内不能有明火、电火花或静电放电。实验室内不可存放过多这类药品，用后还要及时回收处理，不可倒入下水道，以免聚集引起火灾
	有些物质如磷、金属钠、钾、电石及金属氢化物等，在空气中易氧化自燃。还有一些金属如铁、锌、铝等粉末，比表面大也易在空气中氧化自燃。这些物质要隔绝空气保存，使用时要特别小心
防灼伤	强酸、强碱、强氧化剂、溴、磷、钠、钾、苯酚、冰醋酸等都会腐蚀皮肤，特别要防止溅入眼内
	液氧、液氮等低温也会严重灼伤皮肤，使用时要小心

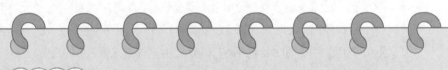

知识探究

几种不能用水灭火的情况

（1）金属钠、钾、镁、铝粉、电石、过氧化钠着火，应用干沙灭火。

（2）比水轻的易燃液体，如汽油、苯、丙酮等着火，可用泡沫灭火器。

（3）有灼烧的金属或熔融物的地方着火时，应用干沙或干粉灭火器。

（4）电器设备或带电系统着火，可用二氧化碳灭火器或四氯化碳灭火器。

三、汞的安全使用

汞中毒分急性和慢性两种。急性中毒多为高汞盐（如 $HgCl_2$ 入口所致，0.1g～0.3g 即可致死）。吸入汞蒸汽会引起慢性中毒，症状有：食欲不振、恶心、便秘、贫血、骨骼和关节疼、精神衰弱等。汞蒸汽的最大安全浓度为 $0.1mg \cdot m^{-3}$，而 20 度时汞的饱和蒸汽压为 0.0012mmHg，超过安全浓度 100 倍。所以使用汞必须严格遵守安全用汞操作规定（见表 37.3）。

表 37.3   汞的安全使用

类　型	预防措施
汞的安全使用	不要让汞直接暴露于空气中，盛汞的容器应在汞面上加盖一层水
	装汞的仪器下面一律放置浅瓷盘，防止汞滴散落到桌面上和地面上
	一切转移汞的操作，也应在浅瓷盘内进行（盘内装水）
	实验前要检查装汞的仪器是否放置稳固。橡皮管或塑料管连接处要缚牢
	储汞的容器要用厚壁玻璃器皿或瓷器。用烧杯暂时盛汞，不可多装以防破裂
	若有汞掉落在桌上或地面上，先用吸汞管尽可能将汞珠收集起来，然后用硫磺盖在汞溅落的地方，并摩擦使之生成 HgS。也可用 KMnO4 溶液使其氧化
	擦过汞或汞齐的滤纸或布必须放在有水的瓷缸内
	盛汞器皿和有汞的仪器应远离热源，严禁把有汞仪器放进烘箱
	使用汞的实验室应有良好的通风设备，纯化汞应有专用的实验室
	手上若有伤口，切勿接触汞

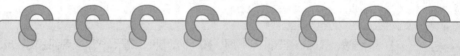

汞污染，就在我们眼皮底下蔓延

同属于荧光灯的日光灯、节能灯，里面藏着汞、铅、砷等多种污染，其中汞最为凶险：它像会使变身法的"妖魔"，当灯管破碎后，即可在常温下挥发，瞬时可使周围空气中的汞浓度超标上百倍，损害人的肝、肾，破坏人的神经系统，而人体一次吸入 2.5 克汞蒸汽即可致死。图 37.2 和图 37.3 所示为生活中造成汞污染的情况。

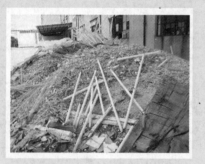

图 37.2　废灯管被扔在碎玻璃堆上

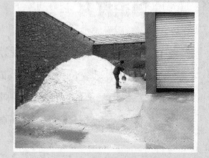

图 37.3　工人在铲碎日光灯管

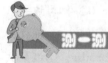

请为学校化学实验室拟定一份安全操作规则。

第三十八课　电工电子实训
实习安全操作规程

"未戴防护用品进行电焊操作被灼伤"

一天，某机械加工厂电焊车间承接一批急需焊接的零部件。由于有的零部件较大，有的需要定位焊接，电焊工人不能独立完成作业，必须有人协助。车间主任在没有配发任何防护用品的情况下，临时安排3名某中职学校的实习学生辅助电焊工操作。工作了半天，下班回家不到4小时，除电焊工配戴有防护用品没有任何灼伤外，3名辅助工的眼睛、皮肤都先后出现了剧痛、怕光、流泪、上下肢皮肤有灼热感等症状，痛苦难忍，疼痛剧烈。到医院检查发现，3人两眼球结膜均充血、水肿，面部、颈部等暴露部位的皮肤表现为界限清楚的水肿性红斑，其中1名辅助工穿着背心短裤上前操作，结果肩部、两臂及两腿内侧均出现大面积水疱，并且有部分已脱皮。

一、电工安全操作规程

1. 安全意识

（1）电气操作人员应思想集中，电器线路在未经测电笔确定无电前，应一律视为"有电"，不可用手触摸，不可绝对相信绝缘体，应认为有电操作。图38.1所示为违规操作受伤。

（2）工作前应详细检查自己所用工具是否安全可靠，穿戴好必须的防护用品，如电工鞋、工作服。登高作业时要戴好安全帽，使用手枪钻、冲击钻时，要戴好绝缘手套，以防工作时发生意外。

（3）维修线路要采取必要的措施，在开关手把上或线路上悬挂"有人工作、禁止合闸"的警告牌，防止他人中途送电。

2. 安全操作

图38.2所示为电工操作图示，下面详细介绍。

（1）使用测电笔时要注意测试电压范围，禁止超出范围使用，电工人员一般使用的电笔，只许在五百伏以下电压使用。

（2）电器设备及配电干线检修，要先切断设备总电源，挂上报警牌，验明无电后，方可进行操作。

（3）工作中所有拆除的电线要处理好，带电线头包好，以防发生触电。

（4）所用导线及保险丝，其容量大小必须合乎规定标准，选择开关时必须大于所控制设备的总容量。

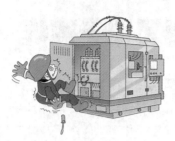
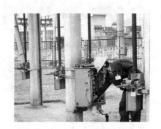

图 38.1 电工违规操作受伤 图 38.2 电工操作图示

（5）发生火警时，应立即切断电源，用四氯化碳粉质灭火器或黄砂扑救，严禁用水扑救。

（6）工作完毕后，必须拆除临时地线，并检查是否有工具等物漏忘电杆上。

（7）工作结束后，必须撤离工作地段的全部工作人员，拆除警告牌，撤离所有材料、工具、仪表等，送电前必须认真进行再次检查，确保操作地段完工并清理完后方能送电，以免发生意外。

案例分析

- 案情

2008 年 7 月某日，交通指挥岗亭 2 名民警到电力管理单位联系处理交通指挥岗亭电源不正常问题，在没有找到负责人的情况下，恰巧遇到了 1 名熟悉的电工，就要求其帮忙处理。于是这名电工独自一人带上工具和他们一起来到电线杆下，在穿戴好登杆用具准备登杆时，电工不顾民警的提醒"这杆很危险，注意点"就向上登杆，等到达接线头处他才系好安全带，开始观察交通指挥岗亭电源线的接头情况，发现右边（西边）接线（即火线）有点松，就解开，没有发现问题又重新接上。接着又解左边（东边）接线（即零线），解开发现接头已烧断，他右手拿着钳子，左手拿着线开始剥线的绝缘层时突然一声大叫，接着钳子掉下来，安全帽也掉下来，人身体后仰倒挂在杆子上。看到这个情况，2 个民警立即打电话给 110、120 及电力调度，要求停电救人。5 分钟后，抢救人员把他从杆子上救下并急送医院抢救，但终因伤势过重抢救无效死亡。

- 分析

（1）电工单独带电工作，且未使用绝缘柄工具、带手套及采取其他安全措施。违反了《电业安全工作规程》规定。

（2）电工上杆前，不清楚电源的接线情况，因此在拆、接线中，随意拆、接好一相（实际是火线）后，再拆剥另一相（实际是零线）的绝缘层。此时，因交通指挥岗亭内电源刀闸及红绿灯控制开关均没有断开，火线已接好，已人为地使零线带电，当右手触到裸露线，电击使人向后仰（安全带系住腰部），造成脑部缺氧，窒息死亡。严重地违反了《电业安全工作规程》规定。

（3）单位对职工安全培训教育和业务知识培训不到位。

（4）现场人员不知道如何救护，失去了抢救时机。

- 教训

（1）这起事故是由于电工严重违章造成的，单位应反思在每年《电业安全工作规程》学习考试中存在的不足，要针对岗位工种的实际实施有效学习考试。

（2）加强对职工的业务培训，严格考试，做到持证上岗，特别是特种人员。

（3）加强管理，严格工作制度，严禁未经批准外出工作。

（4）应将这起事故通报全单位，使人人受到教育，杜绝类似事故的发生。

二、电子实训实习安全操作规程

1. 安全意识

图38.3所示为电子实训实习图示，下面介绍实训中注意事项。

（1）在实训实习过程中，要严守安全、文明、规范的操作原则，听从指导教师指挥，未经指导教师许可，不得擅自合闸送电。

（2）爱惜实训实习电器、工具及其他设施，注意保管其配件，如盖板、螺钉，实训实习结束及时归位。

（3）电烙铁使用时轻拿轻放，防止烫伤。

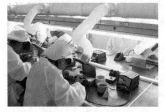

图 38.3　电子实训实习图示

2. 安全操作

（1）使用电烙铁前，应检查电烙铁电源线绝缘有无损坏，防止漏电事故发生。

（2）长时间不使用电烙铁，应及时将电源插座拔下。

（3）按需合理取用耗材，如零星焊锡丝、导线等应尽量利用，练焊板与练焊元件尽量重复使用。无法再使用的耗材请放入回收箱。

（4）实训实习结束前应做到：切断电源，整理工具、材料等，打扫环境卫生。

测一测

请为学校电工电子实训实习拟定一份安全操作规则或一则安全操作行为歌。

第三十九课 建筑实训实习安全操作规程

"未系安全带坠落死亡"

　　某中职学校建筑专业学生王某在一建筑公司工地实习，一天他在拆除北侧六楼外脚手架时，在未系安全带的情况下，进行拆除作业，不慎坠落，砸破二层兜网，撞在阳台边沿后，掉在首层兜网内，经送医院抢救无效死亡。

一、砌筑工安全操作规程

1. 砌砖作业（见图 39.1）要求

（1）上下脚手架应走斜道爬梯。不准站在砖墙上做砌筑，划线（勾逢），检查大角垂直度和清扫墙面等工作。

（2）砌砖使用的工具应放在稳妥的地方。砍砖应面向墙面，工作完毕应将架上脚踏板的碎砖、灰浆清扫干净，防止掉落伤人。

（3）山墙砌完后应立即安装衔条或加临时支撑，防止倒塌，条砖墙（柱）日砌高度不宜超过 1.8 米，毛石日砌高度不宜超过 1.2 米。

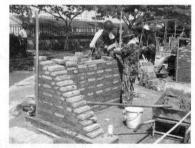

图 39.1　砌砖作业

（4）砌筑时需要使用临时脚手架时，必须有牢固支架，架板应采用长 2～4 米，宽 30 厘米，厚 5 厘米的杉木跳板或竹跳板，垫砖不得超过 3 块。

（5）砌筑操作时，架板上堆砖不得超过 3 块。砌筑时使用板不得同时由两人或两人以上操作。工作完毕必须清理架板上的砖、灰和工具。

（6）在高处架上砌筑与装修操作时不准往上或往下乱抛扔材料或工具，必须采用传递方法。

（7）严禁站在墙顶上进行砌砖、勾逢、清洗墙面以及检查四大角等工作。

2. 屋面作业要求

（1）在屋面坡度大于 25 度时，挂瓦必须使用移动板梯，板梯必须有牢固的挂钩。没有外架子时檐口应搭设防护栏杆和挂设防护立网。

（2）屋面上瓦应两坡同时进行，保持屋面受力均衡，瓦要放稳。屋面无望板时，应铺设通道，不准在行条、瓦条上行走。屋面的临边必须设有防护，方准操作。

3. 室内作业要求

（1）室内作业时，2米以上（含2米）必须搭设牢固里脚手架，铺好脚踏板，不准使用铁桶、垫砖、木凳等。

（2）室内作业使用照明时，不准擅自拉接电源线，严禁使用花线、塑胶线作为导线。

4. 普工行为要求

（1）泥普工使用井架提升机，人站在卸料平台出料时，必须等吊篮停靠稳定后方可拉车出料，先开吊篮停靠装置方可进入吊篮内推拉斗车。

（2）泥普工使用井架提升机，人站在卸料平台出料时，必须服从指挥，正确使用联络信号，吊篮下降时人必须退至安全位置，方可向开机人员发出升降信号。

（3）泥普工在楼层面卸料（砖、砂浆等材料）时，不得将材料卸在临边1米的范围内。

（4）运料工在运送材料时不得从井架吊篮下通行，在发现吊篮防护门发生故障时，不得向井架操作工发出升降信号。

（5）砖块垂直运输，应采用铁笼集装。塔吊吊运时，严禁在塔吊下站人或进行作业；采用塔吊安装楼板时，在其下层楼内不得进行作业。

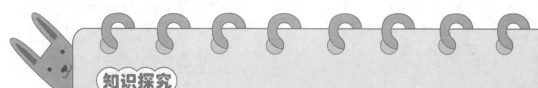

知识探究

砖的种类及性能

1. 面包砖

面包砖起源于荷兰又名荷兰砖。砖体本身布满透水孔洞，是渗水性很好的路面砖。它是用碎石作为原料加入水泥和胶性外加剂使其透水速度和强度都能满足城市路面的需要。这种砖的价格比起用陶瓷烧制的陶瓷透水砖相对便宜，适用于大多数地区工程。

2. 植草砖

植草砖是利用砖缝或砖洞作长草空间，其具体构造是：原土坑实，根据载重情况用碎石在原土面做20～30cm的支撑层，用2～3cm的沙铺砌植草砖，根据砖的大小留2～4cm的砖缝，最后在砖缝或砖洞内放种植土，洒上草籽或直接种草。

3. KP1砖

KP1型空心砖是指以黏土、页岩、煤矸石或粉煤灰为主要原料，经焙烧而成的具有竖向孔洞（孔洞率不小于25%，孔的尺寸小而数量多）的砖。KP1型烧结粘土多孔砖的外形尺寸为240mm×115mm×90mm，孔径为18～22mm，孔洞率一般不大于25%，简称多孔砖，可用于承重墙体的砌筑。

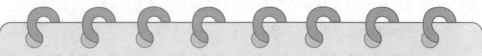

4. 砼实心砖

混凝土实心砖，即砌块成型的免烧砖。混凝土实心砖以水泥为胶凝材料，以砂、碎石或卵石等普通集料为主要原料，经原料制备，加压或振动加压、养护而制成，其外形规格普通粘土实心砖相同，适用于建筑工程中外墙体的砌筑。

5. 页岩模数多孔砖

页岩模数多孔砖是利用岩石粉碎及选矿厂的尾矿废渣、煤矸石、粉煤灰等可利用的废物压制而成的一种新产品，它不损害环境资源和土地资源，较以前广泛使用的红砖相比具有质量好，耐压高、强度高，耐风化、耐化学腐蚀，抗冻、吸湿性能好及色泽美观的特点，是新型建筑节能与墙体材料。

6. 粉煤灰蒸压砖

粉煤灰蒸压砖是一种免烧砖，煤矸石、炉渣、钢渣和各种废旧砖瓦、石粉、河沙、各种尾矿都是免烧砖的原料。这些种类的免烧砖都是用这些粉末，加上结合剂（一般是白灰浆），压制成形后，用蒸汽保养，就成为和普通粘土砖一样使用的砌块。免烧砖也有缺点，表面容易风化，自重比红砖还大一些。

二、钢筋工安全操作规程

1. 材料堆放要求

（1）钢材、半成品等应按规格、品种分别堆放整齐，制作场地要平整，工作台要稳固，照明灯具必须加网罩。

（2）钢筋超长时，捆扎应牢固，使用塔吊、井字架提升机的独立把杆应在起重工指挥下进行吊运到施工层面的作业。若使用人工传递应拟定操作方案并应在监护下进行操作。

（3）在操作平台上堆放钢筋或物料应牢靠，操作工具不用时，必须装在工具袋内，以防坠物伤人。

2. 钢筋作业要求

（1）拉直钢筋时，卡头要卡牢，地锚要结实牢固，拉筋沿线2米区域内禁止行人。人工绞磨拉直，不准用胸、肚接触推杠，应缓慢松解，不得一次松开。

（2）展开盘圆钢筋要一头卡牢，防止回弹，切断时要先用脚踩紧。

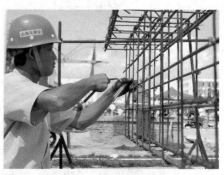

图39.2　钢筋作业现场

（3）人工断料，工具必须牢固。掌克子和打锤，要站成斜角，注意扔锤区域内的人和物体。切断小于 30 厘米的短钢筋，应用钳子夹牢，禁止用手把扶，并在外侧设置防护箱笼罩。

（4）多人合运钢筋，起、落、转、停等动作要一致，人工上下传送不得在同一垂直线上。钢筋堆放要分散、稳当，防止倾倒和塌落。

（5）使用钢筋冷拉机、切断机、弯曲机，应遵守钢筋机械安全技术操作规程，先检查后使用，使用后切断电源，设备应做好十字作业（清洁、润滑、调整、紧固、防腐）。

3. 绑扎要求

（1）在高空、深坑绑扎钢筋和安装骨架，须搭设脚手架和马道。

（2）绑扎立柱、墙体钢筋时，不得站在钢筋骨架上和攀登骨架上下。柱筋在 4 米以内，重量不大，可在地面或楼面上绑扎，整体竖起；柱筋在 4 米以上，应搭设工作台。柱梁骨架应用临时支撑拉牢，以防倾倒。

（3）绑扎基础钢筋时，应按施工设计规定摆放钢筋支架或马凳架起上部钢筋，不得任意减少支架或马凳。

（4）绑扎高层建筑的圈梁、挑檐、外墙。边柱钢筋时，应搭设外挂架或安全网。绑扎时应挂好安全带。

（5）绑扎立柱、墙体钢筋时，不准将木棒或衡木插入钢筋骨架内，并坐在木棒或行本上操作。

（6）起吊钢筋骨架时，下方禁止站人。必须待骨架降落到离地 1 米以内方准靠近，就位支撑好方可摘钩。

三、抹灰工，安全操作规程

1. 工具使用要求

（1）室内抹灰使用的木凳、金属支架应搭设平稳牢固，脚手板跨度不得大于 2 米。架上堆放材料不得过于集中，在同一跨度内不应超过两人。

（2）机械喷灰涂料时应戴防护用品。压力表、安全阀应灵敏可靠，输浆管各部位接口应拧紧卡牢，管路摆放顺直，避免折弯。

（3）使用磨石机，应戴绝缘手套穿绝缘靴，电源线不得有破皮漏电，金钢砂块安装必须牢固，经试运转正常，方可操作。

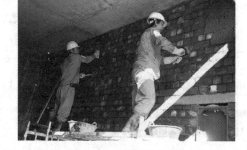

（4）顶棚抹灰应戴防护眼镜，防止砂浆掉入眼内。

图 39.3 抹灰工作业现场

2. 操作行为要求

（1）贴面使用预制件、大理石、磁砖等，应堆放整齐平稳，边用边运，安装要稳拿稳放，待灌浆凝固稳定后，方可拆除临时支撑。

（2）不准在门窗、暖气片、洗脸池等器物处搭设脚手板。阳台部位粉刷，外侧必须挂设安全网。严禁踩踏在脚手架的护身栏杆和阳台栏板上进行操作。

（3）应避免交叉作业，防止坠物伤人。

四、木工支模（见图 39.4）拆模安全操作规程

1. 支模要求

（1）模板支撑不得使用腐朽、扭裂、劈裂的材料。顶撑要垂直，底端平整坚实，并加垫木。木楔要钉牢，并用横顺拉杆和剪刀撑拉牢。

（2）采用行架支模应严格检查，发现严重变形、螺栓松动等应及时修复。

（3）支模应按工序进行，模板没有固定前，不得进行下道工序。禁止利用拉杆、支撑攀登上下。

（4）支设 4 米以上的立柱模板，四周必须顶牢，操作时要搭设工作台，不足 4 米的，可使用马凳操作。

（5）支设独立梁、柱模应设临时工作台，不得站在柱模上操作和在梁启模上行走。

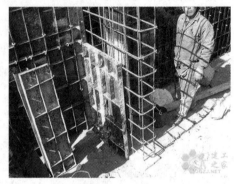

图 39.4　木工支模现场

2. 拆除要求

（1）拆除模板应经施工技术人员同意。操作时应按顺序分段进行，严禁猛撬、硬砸或大面积撬落和拉倒。完工前，不得留下松动和悬挂的模板，拆下的模板应及时运送到指定地点集中堆放。

（2）拆除薄腹梁、吊车梁、行架等预制构件模板，应随拆随加顶撑支牢。

五、电焊工（见图 39.5）安全技术操作规程

1. 工具使用要求

（1）电焊机外壳，必须有良好的接零或接地保护，其电源的装拆应由电工进行。电焊机的一次与二次绕组之间，绕组与铁心之间，绕组、引线与外壳之间，绝缘电阻均不得低于 0.5 兆欧。

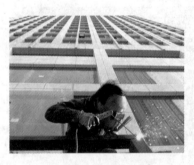

图 39.5　电焊工作业现场

（2）电焊机应放在防雨和通风良好的地方，焊接现场不准堆放易燃、易爆物品，使用电焊机必须按规定穿戴防护用品。

（3）交流弧焊机一次电源线长度应不大于 5 米，电焊机二次线电缆长度应不大于 30 米。

（4）焊钳与把线必须绝缘良好、连接牢固，更换焊条应戴手套。在潮湿地点工作。应站在绝缘胶板或木板上。

（5）把线、地线禁止与钢丝绳接触，更不得用钢丝绳或机电设备代替零线。所有地线接头，必须连接牢固。

2. 焊接操作要求

（1）附近堆有易燃易爆品，在未彻底清理或采取有效的安全措施前，不能施焊。

（2）焊接预热工件时，应有石棉布或挡板等隔热措施。

（3）更换场地移动把线时，应切断电源，并不得手持把线爬梯登高。

（4）清除焊渣，采用电弧气刨清根时，应戴防护眼镜或面罩，防止铁渣飞溅伤人。

（5）多台焊机在一起集中施焊时，焊接平台或焊件必须接地，并应有隔光板。所有接地（零）线不得串联接人接地体或零线干线。

（6）二氧化碳气体预热器的外壳应绝缘，端电压应不大于 36 伏。

3.　特殊情况操作要求

（1）严禁在带压力的容器或管道上施焊，焊接带电的设备必须先切断电源。

（2）焊接储存过易燃、易爆、有毒物品的容器或管道，必须先清除干净，并将所有孔口打开。

（3）在密闭金属容器内施焊时，容器必须可靠接地、通风良好，并应有人监护。严禁向容器内输入氧气。

（4）雷雨时，应停止露天焊接作业。

（5）必须在易燃易爆气体或液体扩散区施焊时，应经有关部门检试许可后，方可施焊。

（6）电焊着火时，应先切断焊机电源，再用二氧化碳、1211 干粉等灭火器灭火，禁止使用泡沫灭火器。

4.　完工要求

（1）应切断焊机电源，并检查操作地点，确认无起火危险后方可离开。

（2）设备应维修保养，做好十字作业（清洁、润滑、调整、紧固、防腐）。

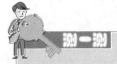

以小组为单位，分别为砌筑工、钢筋工、抹灰工、木工、电焊工创作一则通俗易懂的安全操作行为歌。

国际瞭望

澳大利亚中学生职业健康安全教育指导原则

由于年轻人往往会在学校和工作场所之间进行学生和工人的角色转变，澳大利亚政府认为有必要在学校中就开展职业健康安全教育（WHS），希望学生们通过学校教育，获得职业健康安全知识，掌握健康安全的工作方式，并应用到长期的工作实践当中。为此，澳大利亚政府特别制定了《中学生职业健康安全教育的指导原则》。

指导原则一：必须在全校开展职业健康安全教育。在学校教程确定、机构设置、学校政策制定和流程安排中都要加以体现；把职业健康安全教育作为主要课程进行授课；把职业健康安全认知活动和事故案例融入到各类教学之中。

指导原则二：学习并理解职业健康安全知识。在踏上工作岗位之前，学生必须掌握并理解广泛的职业健康安全知识，了解职业健康安全法律法规以及自身必须承担的责任。

国际瞭望

指导原则三：学习职业健康安全技能，培养安全的工作态度，树立安全价值观，形成健康安全的良好习惯。学校的职业健康安全教育项目必须使学生树立关心他人、公平相处、自尊、责任心等与职业健康安全活动相关的核心价值观。学生应该具备的职业健康安全技能包括：（1）制定行动计划，使风险和伤亡降到最低；（2）确定能够降低或避免出现生理或心理受到攻击的方法（比如在性骚扰、暴力攻击和受到侮辱等情况下该怎么办）；（3）确定能够解除不安全状况的方法，制定计划，对该状况进行管理并加以解决；（4）落实这些计划，确保心理和生理上的安全；（5）培养谈判技巧，解决工作场所发生的冲突和争议；（6）培养自信心和决断力，学会说"不"，并知道到哪里可以获得帮助。

指导原则四：采取创新性和互动性的教学模式，诸如角色扮演、小组讨论、案例研究、校外的互动社区活动等参与性强的教学方法，能帮助学生积极地形成健康安全的行为习惯。同时，创新性的教学战略要求把学习过程直接、明确地和学生生活联系起来，教授与学生现实生活休戚相关的职业健康安全内容以及学生感兴趣的知识。

指导原则五：学生必须在工作结束之后进行经验总结，帮助学生记牢在工作中学到的职业健康安全知识和技术，以使其能够触类旁通，更广泛地加以运用。

指导原则六：必须对学校职业健康安全教育项目进行评估并持续改善。学校可以通过学生进行现场示范、角色扮演、口头和书面陈述、制作学习反馈月报等方式，对学生是否掌握了职业健康安全内容进行评估。

学以致用 ►►►

从下图所示实训实习场景中能找出哪些潜在的安全隐患？为什么？

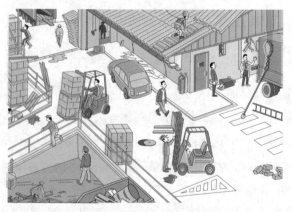

存在安全隐患的实训实习场景

模块七
校园健康与安全

导读

本模块学习目标：

- 知晓中职学生心理特征及解决主要心理问题的方法；掌握食物中毒和传染病预防措施；了解防止和应对校园内突发治安事件的手段；掌握道路交通安全注意事项。

- 能运用相关心理学知识解决中职学生常见心理问题，具备一定应对学习压力和生活挫折的能力；能根据食物中毒的不同程度采取急救措施；预防生活中的常见传染病；在面对校园盗窃、抢劫、诈骗和暴力侵害时，能正确地处理和防止人身伤害；能正确辨别交通安全标识，指导自己的交通行为。

- 树立积极乐观向上的人生态度；养成良好的生活习惯，预防食品中毒事件和流行性传染病。具备校园防盗、防抢、防诈和防暴力伤害和交通安全意识。

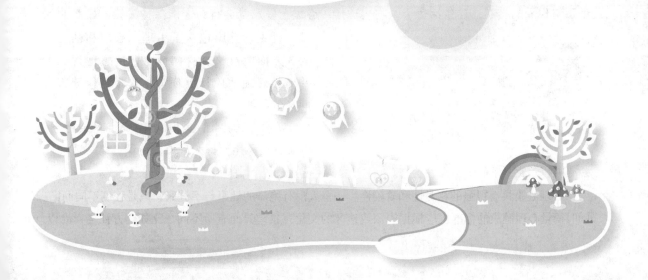

第四十课　心理健康

案例故事

一位中职学生对心理咨询师的自述

我一直以来对自己就缺乏自信。譬如小时候，很想参加绘画班，后来发现很多报名者以前都接受过训练，我是一点基础都没有的，担心参加后会出丑，就放弃报名了。后来很多事情都是担心会出丑就放弃了。

特别是上了中职学校之后，情绪一直很低落，不愿意见人，也不愿意回家。一想到邻居家的初中同学小丽考上了市重点中学，以后就会考大学，有光明的前途。而自己呢，既不聪明，又没能力，这辈子注定只能碌碌无为了。

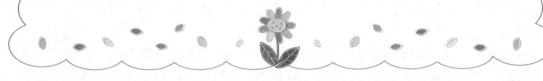

心理健康是一个终生相随的人生课题。从现代社会发展对人才素质的要求来看，具有乐观开朗的性格、坚忍不拔的品质、积极向上的人生态度，对我们事业成功和人生价值的实现起着重要的作用。而目前中职学生的心理健康状况不容乐观，这个群体普遍存在诸如厌学、自卑、有暴力倾向等心理问题，严重影响到同学们身心的健康成长。因此，我们应针对中职学生心理特征进行心理健康教育，以培养其良好的个性品质和心理素质。

一、心理健康概述

1. 心理健康的定义

1989 年联合国世界卫生组织（WHO）对健康所下的定义是：健康不仅仅指没有疾病或不正常现象的存在，还包括每个人在生理上、心理上以及社会行为上能保持最佳、最高的状况。可见，健康包含了生理、心理和社会行为 3 方面的意义。身体健全、情感理智和谐并能很好地适应社会环境，这是当代健康人的必备条件。

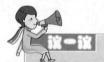

议一议

你认为心理不健康的表现是什么？

所谓心理健康，是指没有心理疾病或变态，内部心理和外部行为和谐、协调，能够适应社会准则和职业要求的一种良性状态。

心理健康具有很强的相对性和阶段性。一个人没有绝对的健康与不健康，只是程度不同而已。同时衡量心理健康的标准也应根据国家或地区的文化背景差异而有所不同。比如西方社会崇尚以自我实现为价值核心，而中国更注重人与人、人与社会之间的和谐。人一生中的心理状态是动态发展的，可能从不健康到健康，也可能从健康转变为不健康。因此，我们所指的心理健康只是某一阶段特定的心理状态。

2. 青少年心理健康的标准

国内外心理学专家关于心理健康标准的论述很多。针对青少年心理发展的特点，可以将其心理健康标准归纳为以下 5 个方面。

（1）智力正常。智商在 80 以上，具备观察力、记忆力、想象力及逻辑运算能力等基本智能。心理年龄与生理年龄相符。

（2）自信。能够正确地认识到自己的长处和短处，对自我作出正确的评价。相信自己的能力和发展潜质，在遭遇人生挫折的时候依然对自己充满信心和希望。

（3）环境适应能力强。能够适应学校和社会环境，在学校和生活中充分发挥自己的智慧和才干。独立自主，能够积极地应对环境的变化，妥善处理各种困难和挑战。

（4）人际关系和谐。尊重长辈，关心家人，与同学友好相处。具备较强的沟通交流能力，具有团队合作精神。

（5）热爱学习和生活。学习内驱力强，从学习中获得成就感和满足感。对生活充满热情，在生活中体验幸福。

3. 心理健康教育

心理健康教育又称为心理教育或心育，它在学校教育中占有重要的地位。心理教育工作者从学生心理特征和需要出发，在心理学、教育学、医学、伦理学、社会学等多学科指导下，运用多种途径和手段，有计划、有目的地培养学生良好的心理素质，促进其身心发展和全面素质的提高。可以说，促进学生心理发展是学校心理健康教育的根本目标。

二、中职学生心理概述

1. 中职学生基本心理特征

中职学生正处于 16 ～ 20 岁青春期，这是一个由懵懂少年向成人过渡的时期，也是人生变化最大、发展最关键的一个阶段。因此，我们经常称青春期为"心理断乳期"或"人生的第二次危机"。这个时期的青年担负着个性发展和人格成熟的重要使命，也会面临许多心理问题和成长烦恼。他们的心理特征主要表现在以下 5 个方面。

（1）心理发展的过渡性。职校学习期间，正是中职学生从心理幼稚走向成熟，由"自然人"向"社会人"转化的过渡时期。虽然中职学生的身体发育各项指标已接近成人，但他们的心理发展还处于比较幼稚的阶段，对社会事物的认知水平和能力还不高，依赖性强，易感情用事。

（2）心理发展的闭锁性。进入青春期，中职学生的思想更加独立，将自己的内心渐渐封闭起来，不再向父母和长辈倾吐心事。他们的内心世界丰富，渴望被人理解，但又不轻易表露出来。这种闭锁性容易造成中职学生心理的孤独感，但也成为了他们寻找同龄群体中"知己"和"志同道合"者的动力。

（3）心理发展的自主性。这个时期的中职学生，自我意识非常强烈。希望从思想上摆脱成年人的束缚而实现自己的理想和价值追求。在行为方面，表现出经常性地与父母顶撞对抗，坚持自己的主张，不轻信成人的话，不服从长辈的安排。这个时期也被许多家长和老师头疼地称为"青春叛逆期"。

（4）心理发展的动荡性。青春期学生生理及心理发展的不平衡、现有道德水平与社会意识发展的不平衡等原因，造成了中职学生心理的种种矛盾和冲突，表现出成熟前的动荡性。比如有的中职学生遇事敏感，不能很好地控制自己的情绪；有的偏激执拗，冲动蛮干，以致造成严重后果。

（5）心理发展的社会性和职业性。中职学生具有强烈的职业成就动机。他们往往将学习与就业挂钩，学习行为更加现实化和社会化。比较普通高中学生，中职学生更加关注和思考社会现象和问题，也更容易受到社会不良风气的影响。

2. 中职学生主要的心理问题

（1）自卑。由于社会对职业教育和中职学生群体的认识偏差，加上职校老师、家长和社会其他人对其施加的精神压力，容易使中职学生产生很大的心理压力，感到现实自我和理想自我之间存在很大的距离。有的学生甚至会偏激地认为自己无力改变现状，将来没有前途或难有作为，于是对学习和职校生活缺乏热情，精神萎靡不振。

（2）厌学。有的中职学生对学习缺乏兴趣，学习动机层次不高，学习实用化倾向非常严重。一旦他们认为哪些基础课程对将来找工作没有作用，就采取应付的态度，不肯用心去学。此外，多数学生没有养成良好的学习习惯，学习方法不当，造成学习效率很低，最后产生严重的厌学情绪。

（3）人际交往问题。中职学生的人际交往问题主要表现为与父母、同学和老师相处不和谐。一些老师和学生家长错误地认为中职学生就是差生的代名词而歧视他们，这影响了中职学生正常的社会交往，加重了他们的自卑感，使中职学生对家长和老师产生了埋怨和仇视，与他们的矛盾冲突不断，有的还可能发展为严重的行为冲突。另外，有部分中职学生自我中心意识过强，凡事自私自利，不为他人考虑，或者因为缺乏人际交往技巧，语言表达能力不强，造成了他们在同龄人群体中受到排斥，同学关系紧张。

（4）性心理问题。由于第二性征的成熟，中职学生的性意识已经觉醒，他们渴望自己受到异性关注并希望与异性朋友交往。在与异性接触中，有的学生不能理智地对待男女生之间朦胧的感情，很容易发展成早恋，甚至引发性行为等违纪问题。

（5）择业心理问题。择业与就业是中职学生非常关注的话题。调查数据显示，58.6%的中职毕业生是通过学校介绍和推荐找到第一份工作的，有的中职学生对待择业问题上存在着严重的依赖和退缩心理，寄希望于家长和学校帮自己铺平就业的道路，缺乏自主就业意识和创业精神。

三、如何解决中职学生心理问题

1. 消除自卑心理

（1）客观适度地描述和评价自己。可在白纸上列举自己的优缺点或在客观分析的基础上用一

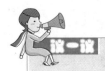

段文字对自我进行评价，或者采用心理测量量表（如卡特尔16种人格测验表）等方式对自己进行客观分析和评价。

（2）以积极和乐观的态度看待自己的缺点。认识到"天生我才必有用"，尽量地接受自己和喜欢自己，相信通过努力能改变现状，对自己的未来充满信心。

你认为应当如何解决自卑心理问题呢？

（3）训练自信。通过每天对自己和他人微笑，注意自己的仪表，敢于承认自己的缺点，自主选择喜欢的事物和行为等方式训练自信。

（4）对自己学习、生活中所遇到的挫折进行正确的归因，意识到挫折仅仅代表暂时的失败，它更是自己前进的动力。

（5）自我成功教育。鼓励、督促自己做好身边每一件小事，完成好每一天的任务，从而获得成就感。为自己每一点进步而加油和自豪。

知识探究

卡特尔16种人格测量量表

卡特尔16种人格测量量表测验，是世界上最完善的心理测量工具之一。16种个性因素在一个人身上的不同组合，就构成了一个人独特的人格，完整地反映了一个人个性的全貌。它用以测量人们16种基本的性格特质，这16种特质是影响人们学习生活的基本因素。卡特尔16种人格测量量表在企业中主要用于人员的招聘，不同的岗位需要不同的性格类型相匹配，这样员工才能在固有的岗位上发挥自己的优势和特长，工作起来更有积极性。

——资料来源：百度百科 http://zhidao.baidu.com/

2. 解决厌学问题

（1）端正学习态度。坚信"知识改变命运"，培养战胜学习困难的决心和信心。

（2）制定短期、中长期的学习计划和学习目标。一份详细、具体、可操作的学习计划能对学生的学习起到很好的激励作用。

（3）培养良好的学习习惯。养成课前预习、专心听课、及时复习、独立作业、归纳总结、自学拓展六环节的良好的学习习惯，纠正边学边玩、注意力不集中等不良学习行为。

（4）掌握有效的学习方法和技巧。学会科学地利用时间，提高学习效率。

3. 克服人际交往障碍

（1）正确地评价自己和他人。客观、积极地评价自己和他人，做到既不自卑又不自负。尊重他人，不能对对方的缺点进行讽刺挖苦，学会包容和欣赏别人。

（2）克服自我中心意识。多为对方着想，关心、体贴和帮助他人。

（3）控制不良情绪。在社交中遇到挫折和不顺心的事情时，应注意控制自己的不良情绪，更不能因冲动而对对方动粗。

（4）提高社交技巧。训练社交场合口头表达、眼神交流、观察对方面部表情等技巧，掌握社交基本礼仪。

（5）寻找社交心理障碍的治疗方法。运用系统脱敏法等行为疗法治疗社交恐惧症。

知识探究

人际交往技巧

（1）心怀与人为善、友好相处的愿望。

（2）消除偏见和成见。

（3）认真倾听。

（4）眼睛注视对方的表情，仔细把握说话人的一切"无声语言"，如叹气、停顿、沉默等，并及时、适时地给予应答性反馈。

（5）如果发生意见分歧，则应先冷静。

（6）保持善意的幽默气氛，面带微笑。

4. 预防早恋

（1）正确区分友情和爱情。理智地对待青春期感情，区分友情和爱情，做好自己的人生规划，以长远的理想和抱负来帮助自己平稳地度过"花季雨季"。

（2）把握与异性交往的尺度。保持与异性交往时的行为分寸和礼仪，保持"距离美"。

（3）积极地寻求帮助。当出现感情失控时，应勇敢地求助于家长、老师或知心朋友，寻找解决问题的办法。

5. 培养正确的择业观

（1）正视社会现实，更新就业观念。调整就业心理，从基础工作做起，对自己进行合理的职业定位。

（2）积极应对择业。培养独立自主和竞争意识，积极参与社会实践活动，锻炼社会适应能力。

（3）客观评价自我。综合评价自己的优势和缺点，确立职业目标。明确自己想干什么，适合干什么。

（4）制定和落实职业规划。

（5）加强理论知识和实践技能学习。努力学习专业知识，训练专业技能，提高自身综合职业能力。

（6）学习面试技巧。掌握面试礼仪，提高口头表达及应变能力，充分展示自我风采。

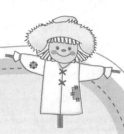

案例分析

● 案情

张同学，男，17岁，中职二年级。下面是他对咨询师的自述。

现在我感到学习压力很大，注意力不集中，效率也很低，有时做一道题要花很长时间，上自习看书总是走神。我每天早上7点起床，有时早餐来不及吃就要赶到教室，中午也舍不得休息，吃过晚饭，休息一会儿就去看书，要到晚上12点甚至凌晨1点才睡，结果第二天上课总是犯困。

● 分析

（1）案例中的张同学存在哪方面的心理问题？

（2）应怎样解决？

● 分析

（1）张同学存在学习压力过大的心理问题。

（2）张同学可采用以下的措施，来解决心理问题。

① 调整作息时间，保证充足的睡眠。

② 放松心态，提高学习的自信心。

③ 掌握学习效率更高的学习方法。上课专心听课，课后及时复习。

 测一测

（1）分组讨论：结合自身情况，谈一谈中职学生存在哪些较严重的心理问题，应该怎样解决。

（2）请运用心理测量量表进行心理状况的自我评估，并制定解决方案。

第四十一课　饮食安全

案例故事

　　2010年4月19日上午，某市某学校部分学生在饮用学校配发的早餐奶后，出现胃部疼痛、呕吐等症状，立即被送往当地医院救治。随后附近几所学校的多名学生也出现了类似症状。据统计，有超过百名学生出现食物中毒症状就诊，有27人留院观察。

　　据了解，这些学校配发的早餐牛奶都是由该市一家公司配送的。事故发生后，当地质监、工商部门已成立联合调查组，封存剩余牛奶并进行进一步调查。

一、食品安全相关概念

1. 食品安全

我们通常认为的食品安全是指食品无毒、无害，符合应当有的营养要求，对人体健康不造成任何急性、亚急性或者慢性危害。根据世界卫生组织的定义，食品安全问题是指食物中有毒、有害物质对人体健康影响的公共卫生问题。

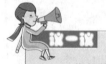

你知道哪些食品安全事故？

2. 食品质量安全市场准入证"QS"

"QS"是国家质量监督检验检疫总局在2002年推出的食品质量安全市场准入证的简称。根据该项市场准入制度的规定，凡进入该制度范围内的食品的有关生产企业要拿到食品生产许可证，并在销售单上贴上QS（质量安全）标志（见图41.1）才允许进入市场销售。

"QS"主要包括以下3项内容。

（1）对食品生产企业实施生产许可证制度。对于具备保证食品质量安全必备的生产条件、能够保证食品质量安全的企业，发放食品生产许可证，准予生产获证范围内的产品；未取得食品生产许可证的企业不准生产相关食品。

图 41.1　QS 质量安全标识

（2）对企业生产的食品实施强制检验制度。要求企业必须履行法律义务，未经检验或经检验不合格的食品不准出厂销售。

（3）对实施食品生产许可制度的食品实行质量安全准入标识制度。对检验合格的食品要加印（贴）市场准入标志——QS标志，没有加贴QS标志的食品不准出厂销售。

3. 无公害农产品

无公害农产品是指产地环境符合无公害农产品的生态环境质量，生产过程必须符合规定的农产品质量标准和规范，有毒有害物质残留量控制在安全质量允许范围内，安全质量指标符合《无公害农产品（食品）标准》，经专门机构认定，许可使用无公害农产品标识（见图41.2）的产品。

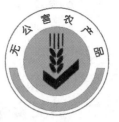

图41.2　无公害农产品标识

无公害农产品是保证人们对食品质量安全最基本的需要，是最基本的市场准入条件，普通食品都应达到这一要求。从质量要求角度，无公害农产品低于绿色食品和有机食品。

4. 绿色食品

在污染的生态环境中种植及全过程标准化生产或加工的农产品，严格控制其有毒有害物质含量，使之符合国家健康安全食品标准，并经专门机构认定，许可使用绿色食品标志的食品。从本质上来讲，绿色食品是普通食品向有机食品发展的一种过渡产品。

知识探究

绿色食品的等级

绿色食品分为AA级绿色食品和A级绿色食品两个技术等级标准。

AA级绿色食品标准要求食品生产地的环境符合《绿色食品产地环境质量标准》，生产过程中不使用化学合成的农药、肥料、食品添加剂、饲料添加剂及有害于环境和人体健康的生产资料，而是通过采用有机肥、种植绿肥等生物与物理方法技术，培肥土壤、控制病虫害、保护或提高产品品质，从而保证产品质量符合绿色食品产品标准要求。其标志如图41.3所示。

A级绿色食品标准要求生产地的环境质量符合《绿色食品产地环境质量标准》，生产过程中严格按绿色食品生产资料使用准则和生产操作规程要求，限量使用限定的化学合成生产资料，并积极使用生物学技术和物理方法，保证产品质量符合绿色食品产品标准要求。其标志如图41.4所示。

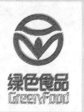

图41.3　AA级绿色食品标志

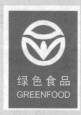

图41.4　A级绿色食品标志

5. 有机食品

有机食品也叫生态或生物食品，是目前国际上对无污染天然食品比较统一的提法。有机食品指来自于有机农业生产体系，根据国际有机农业生产要求和相应标准生产加工的食品。其标志如图41.5所示。

二、购买食品的注意事项

我们经常会在商场、超市、农贸市场等地方购买生活必需品，如何买到质量达标、安全放心的食品，是每位消费者都关心的问题。因此，我们应该加强自我保护意识，提高鉴别优劣食品的能力。

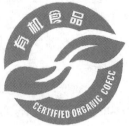

图41.5 有机食品标识

购买食品时应注意以下5个基本事项。

（1）在正规商场购买食品。建议大家最好在正规的超市、商场购买，不要买校园周边、街头巷尾流动小摊贩所兜售的"三无"食品。尤其是购买散装食品时，要注意经营场所的卫生状况，是否具备健康证、卫生证等相关证照，有无防蝇防尘设施，挑选食品、收款是否由专人负责或有严格区分的专用工具。

（2）查验食品包装上的标识是否齐全。食品外包装上的标识应包括：品名、商标、配料表、生产厂家、厂址、电话、卫生许可证号、生产日期、保质期、执行标准号、规格、数量并附合格标志。不买标签模糊或不规范的产品。此外，应注意选购近期生产的食品，储藏期过长的产品其质量及安全性可能有所下降。

（3）购买已获得国家质量安全认证的食品。我国对小麦粉、大米、食用植物油、酱油、食醋、肉制品、乳制品、饮料、调味品（糖、味精）、方便面、饼干、罐头、冷冻饮品、速冻面米食品和膨化食品等15类食品实行了市场准入制度，要求上述食品必须通过"QS"认证，才能上市销售。因此大家在选购食品时应留心外包装上是否加贴了"QS"标志及准入证号。

（4）提高对食品安全危害性的认识，理智地对待促销商品。我们应购买正规厂家生产的食品，尽量选择信誉度较好的品牌。不要一味贪图便宜，购买价格低廉的劣质食品，也不要被某些商家所谓的"打折"、"促销"等营销手段所蒙蔽。另外，不盲目地相信广告，广告的宣传并不一定代表科学，而是为了实现商家的利益。特别是购买儿童食品，一定谨慎为宜。

（5）关注经营者的诚信度，强化食品安全防范和维权意识。购买商品之后，消费者应主动向经营者索要购物发票（凭据），将发票、商品检测检验合格证明等文档妥善保管，一旦出现质量及其他问题，可作为投诉的重要依据，以维护消费者的权益。

三、养成良好的饮食习惯

1. 保持双手的清洁

人们的双手是肠道疾病传播的重要媒介。手在生活中接触的东西很多，从早上起床开始，人们的日常行为都离不开手。手在接触形形色色的物品之后会沾染上很多细菌。如果我们在上厕

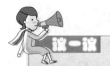

日常生活中，在什么情况下我们必须要洗手？

所、数钱之后不及时洗手，那么有害细菌便会趁我们吃东西或喝水之际，通过消化道进入人体内，引起一系列不良身体反应，比如拉肚子等。因此，同学们必须养成经常洗手的好习惯（见图41.6），一天最好能洗手10次以上，常保持手部清洁。

洗手貌似简单，殊不知学问很大。许多人不知道如何正确、"科学"地洗手。一般情况下，只是快速地搓洗一下手心手背，就以为已经完成任务了，其实远未达到清洁双手的效果。那么正确的洗手程序是什么呢？通常认为应包含下列5个步骤。

（1）湿：在水龙头下把手充分淋湿，包括手腕、手掌和手指部位。

（2）搓：双手擦肥皂，使之充分起泡，两手交叉搓洗双手的各个部位，应洗到腕部以上并注意用工具剔除指甲内污垢。

（3）冲：用清水将双手彻底冲洗干净。

（4）捧：捧水将水龙头冲洗干净。因为洗手前开水龙头时，手已污染了水龙头，故要在关闭水龙头前捧水冲洗它。

（5）擦：不与他人共用毛巾，防止细菌交叉感染。

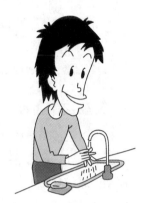

图 41.6　养成勤洗手的好习惯

2. 不吃过期、变质的食物

有些食物超过保质期的时间还不长，看起来没有变质，这种情况下人们往往觉得弃之可惜而继续食用。殊不知此时食物成分已经发生了变化，如果食用它们，既摄取不了足够的营养，又可能造成食物中毒。

超过保质期较长的食品，容易腐烂变质，并散发出异味。比如水果放置时间太长，容易发霉。各种微生物不断加快繁殖，产生大量有毒物质，这些有毒物质向未腐烂部分继续扩散。人们一旦食用了这些腐烂食物，其中的毒素就会对人体呼吸、神经等系统形成威胁，食用后会出现恶心、呕吐、腹胀等情况，严重的会出现其他中毒症状。因此在购买食品时应检查食物包装上的生产日期和保质期，千万别贪图价格便宜买过期食品或饮料。食物购买之后应在保质期内尽快食用，一旦发现过期，应果断丢弃。

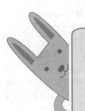

知识探究

变质食品对人体的伤害

（1）变质的花生、大米、玉米及坚果类食品：产生黄曲霉素。其毒性是氰化钾的10倍，砒霜的68倍。一次性大量摄入会引起全身出血和中毒性肝炎，少量摄入也有强烈致癌性。

（2）变质的腌肉、烤肉、香肠、鱼干以及腌菜：产生亚硝胺，即亚硝酸盐和蛋白质分解产物结合产生的物质。可直接诱发胃癌和肠癌，还易导致心血管疾病。

（3）变质的蔬菜：蔬菜中含有的硝酸盐增多，食用后，肠道会将硝酸盐还原成亚硝酸盐。会使血液丧失携氧能力，导致头晕头痛、恶心腹胀、肢端青紫等，严重时还可能发生抽搐、四肢强直或屈曲，进而昏迷。

3. 不购买不卫生的食物

在校园附近或街道两旁，经常有出售油炸、烧烤类食品的小摊贩。据观察，放学后，许多学生抵制不了香气扑鼻的诱惑，光顾这些没有营业许可证和卫生证明的摊点。

流动摊点的食物不仅不卫生，所用原材料没有经过严格的清洗或消毒程序，而且多以出售烧烤、油炸类食物为主，过量食用此类食品对人体的危害是很大的。甚至有些商贩为了达到赢利目的，违背基本的职业道德，向路人兜售过期变质的饮料和食物。

温馨提示

一定谨慎购买路边小摊出售的食品，不要贪图便宜或被一些花花绿绿的包装和看上去似乎很新鲜的食物（多用了食品添加剂）所迷惑。

知识探究

烧烤类食品的危害

（1）减少蛋白质的利用。在烧烤过程中，其中蛋白质会发生"梅拉德反应"，蛋白质发生变性，氨基酸也遭到破坏，而且其中的维生素也同样被破坏。如果经常食用这类食品，会造成这些营养素的摄入减少，影响其在体内的利用。

（2）有感染寄生虫的危险。因为烤肉类食品往往是不等肉质烤熟就吃，可能含有某些寄生虫，人们很容易感染，甚至有罹患脑囊虫病的隐患。

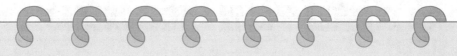

知识探究

烧烤类食品的危害

（3）致癌。目前已经证实，烧烤食品可能导致肿瘤的发生，因为其中含有一种强致癌物——苯并芘，这种物质是一种强致癌物，是在烧烤食品时产生的，经常食用会在体内蓄积，能诱发胃癌、肠癌等多种恶性肿瘤的发生。同时，在烧烤类食品中还含有一种致癌物——亚硝胺，亚硝胺的产生主要是因为肉类在烧烤前都要腌制，如果腌制时间过长，则容易产生此物质。

四、食物中毒的紧急处理

1. 食物中毒的症状

食物中毒者最常见的症状是剧烈的呕吐、腹泻，同时伴有中上腹部疼痛。食物中毒者常会因上吐下泻而出现脱水症状，如口干、眼窝下陷、皮肤弹性消失、肢体冰凉、脉搏细弱、血压降低等，最后可致休克。

2. 食物中毒的处理方式

（1）催吐。如食物吃下去的时间在 1 ～ 2 小时内，可采取催吐的方法。取食盐 20 克，加开水 200 毫升兑成浓盐水，稍冷却后一次喝下。如不吐，可多喝几次，迅速促进呕吐。也可用鲜生姜 100 克，捣碎取汁用 200 毫升温水冲服。如果吃下去的是变质的荤食品，则可服用"十滴水"来促进迅速呕吐。有的患者还可用筷子、手指或鹅毛等刺激咽喉，采取物理方法引发呕吐。

（2）导泻。如果病人吃下去中毒的食物时间较长，可服用泻药，促使中毒食物尽快排出体外。一般用大黄 30 克，一次煎服，老年患者可选用元明粉 20 克，用开水冲服即可缓泻。

（3）解毒。如果是吃了变质的鱼、虾、蟹等引起的食物中毒，可取食醋 100 毫升，加水 200 毫升，稀释后一次服下。此外，还可采用紫苏 30 克、生甘草 10 克一次煎服。若是误食了变质的饮料或防腐剂，最好用鲜牛奶或其他含蛋白质的饮料灌服。

（4）如果经上述急救，病人的症状未见好转，或中毒较重者，应尽快送医院救治。

测一测

（1）分组讨论：日常生活中，同学们有哪些不良的饮食习惯？应当怎样改正？

（2）正确地清洗双手。

第四十二课 传染病预防

勿将流脑当感冒

今年3月初，某学校住读生李某连续几天出现了轻微发烧症状，李某和家长以为只是普通感冒，并未太重视，只买了些感冒药吃。谁知病情更加恶化，伴随头痛、全身不舒服、咽痛、呕吐，晚上睡觉也不安稳。和李某住在一起的其他几位同学也出现了类似的症状。班主任老师赶紧将学生送到医院检查，才发现李某是患上了流脑。

学校是儿童、青少年人群集中居住、生活、学习的场所，也是传染病容易流行和爆发的地方。随着医学的发展及儿童接种疫苗的普及，流行性疾病和传染病的发病率比以前明显降低了，但发病程度比以前要更严重。特别是春秋季节温度适宜，众多病菌滋生，各种传染病会袭扰校园学生群体。因此，我们应该了解传染病防治知识，做好传染病的预防工作。

一、传染病的基本常识

1. 传染病的定义

传染病是由各种病原体引起的，能在人与人、动物与动物或人与动物之间传播的一类疾病。

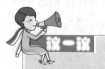

现实生活中，你所知道的传染病有哪些？

传染病具有传染性和流行性，有些传染病还有季节性或地方性，感染后常使人体具有免疫力。

2. 传染病传播的必要条件

传染病的传播和流行必须具备3个环节：传染源、传播途径及易感者。

传染源是指在体内有病原体生长繁殖，并可将病原体排出的人和动物，即患传染病或携带病原体的人和动物。传播途径是指病原体自传染源排出后，在传染给另一易感者之前在外界环境中所行经的途径。一种传染病可能有一个或多个传播途径。易感者是指对该种传染病无免疫能力者。

在上述3个环节中，若能完全切断其中的一个环节，即可防止该种传染病的发生和流行。

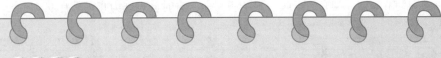

知识探究

关于病原体的知识

（1）病原体是指能引起疾病的微生物和寄生虫的统称。微生物占绝大多数，包括病毒、衣原体、立克次体、支原体、细菌、螺旋体和真菌。寄生虫主要有原虫和蠕虫。

（2）病原体属于寄生性生物，所寄生的自然宿主为动植物和人类。能感染人的微生物超过了4000种，它们广泛存在于人的口、鼻、咽、消化道、泌尿生殖道以及皮肤中。

（3）机体遭病原体侵袭后是否发病，一方面与其自身免疫力有关，另一方面取决于病原体致病性的强弱和侵入数量的多寡。一般来说，数量越大，发病的可能性就越大。

3. 传染病的主要传播途径

（1）空气飞沫传播。病原体藉由患者咳嗽、打喷嚏、说话时排出的分泌物和飞沫，造成易感者吸入而受到感染（见图42.1）。主要的病症有流行性感冒、腮腺炎、结核、细菌性脑膜炎、水痘、百日咳等。

（2）水和食物传播。病原体借粪便排出体外，污染水和食物，易感者通过受污染的水和食物受染。主要病症有菌痢、伤寒、霍乱、甲型病毒性肝炎等。

（3）虫、鼠传播。病原体在蚊、蚤、蝇等昆虫和鼠体内繁殖，达到繁殖周期的某一阶段时以虫、鼠为传播媒介，通入不同的侵入方式使病原体进入易感者体内。主要病症有疟疾、乙型脑炎、伤寒等。

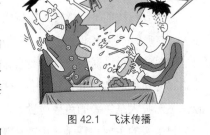

图42.1 飞沫传播

（4）接触传播。通过触摸、亲吻患者等直接接触或共用牙刷、毛巾、衣物、餐具等间接接触方式使病原体进入易感者体内的传播途径。藉由性行为传染的疾病也属于接触传染的一种。主要病症有：皮肤炭疽、狂犬病、乙型病毒性肝炎、性病等。

（5）血液传播。通过共用不消毒的注射器和针头注射毒品，输入含有艾滋病病毒的血液或血液制品，使用未经消毒或消毒不严的各种医疗器械，共用剃须刀及牙刷等进行传播。

二、常见的传染病

1. 呼吸道传染病

（1）流行性感冒。流行性感冒简称流感，是由流感病毒引起的急性呼吸道传染病，具有很强的传染性，易引起暴发性大流行，其发病率占传染病的首位。传播途径以空气飞沫传播为主，也可以通过接触被病毒污染的物品而间接传播。人群对流感普遍易感。流行季节以冬春季为主。

流感起病急骤，畏寒、发热，体温在数小时至24小时内升达39～40℃甚至更高。伴头痛、全身肌肉和关节酸痛、咽痛、干咳、眼结膜充血，有时会表现为腹泻等症状。

知识探究

甲型 H1N1 流感

流感病毒分为甲（A）、乙（B）、丙（C）三型，甲型病毒由于经常发生抗原变异，传染性大，传播迅速，极易发生大范围地流行。甲型 H1N1 流感病毒就属于甲型的一种。

甲型 H1N1 流感为急性呼吸道传染病，在人群中传播。与季节性流感病毒不同，该病毒包含猪流感、禽流感和人流感 3 种流感病毒的基因片段。人感染甲流后的早期症状与普通流感相似，包括发热、咳嗽、头痛、身体疼痛等，部分患者病情迅速发展，来势凶猛，突然高热，甚至继发严重肺炎、肺出血、肾功能衰竭、败血症、休克等，导致患者死亡。

2009 年，甲型 H1N1 流感在全球范围内大规模流行。2010 年 8 月，世界卫生组织宣布甲型 H1N1 流感大流行期结束。

（2）流行性脑脊髓膜炎。流行性脑脊髓膜炎简称流脑，是由脑膜炎双球菌引起的急性呼吸道传染病，传染性较强。传染源主要是病人或带菌者，传播途径以空气飞沫直接传播为主，潜伏期一般为 2～3 天，最长为一周。人群普遍易感，儿童居多。

流脑发病初期类似感冒，如流涕、咳嗽、发热等。病菌进入脑脊液后，头痛加剧，嗜睡、颈部强直、有喷射样呕吐和昏迷休克等危重症状，对脑有实质性的损伤——脑疝，重症患者病死率较高。

（3）流行性腮腺炎。流行性腮腺炎是儿童、青少年中常见的呼吸道传染病，是由腮腺炎病毒侵犯腮腺所引起的，并可侵犯各种腺组织或神经系统及肝、肾、心脏、关节等器官。病人是传染源，飞沫吸入是主要的传播途径，一般在接触病人后 2～3 周发病。

腮腺炎的主要表现是一侧或两侧耳垂下肿大，肿大的腮腺常呈半球形，以耳垂为中心边缘不清，表面发热有角痛，张口或咀嚼时局部感到疼痛。

（4）传染性非典型性肺炎简称 SARS，是一种因感染 SARS 冠状病毒而导致的，以发热、干咳、胸闷为主要症状，传染性极强、可累及全身多个脏器系统的特殊肺炎。世界卫生组织将其命名为严重急性呼吸道症候群。

SARS 患者是重要的传染源，尤其是急性期患者，此时患者呼吸道分泌物、血液里病毒含量很高。SARS 病毒主要通过近距离飞沫传播、接触患者分泌物及密切接触传播。由于 SARS 病毒是一种新出现的病毒，人群不具有免疫力，普遍易感。

图 42.2 形象地展示了 2003 年我国成功控制 SARS 疫情。

（5）肺结核。肺结核是由结核杆菌侵入肺脏后引起的一种具有强烈传染性的慢性呼吸道疾病，又称"肺痨"。肺结核一年四季都可发病，15～35 岁的青年是该病的高发年龄。常见的症状有咳嗽、咯痰、咯血、胸痛、发热、乏力、食欲减退等症状。人与人之间呼吸道传播是本病的主要传方式。病人通过咳嗽、打喷嚏、高声谈话等使带病液体喷出体外，健康人吸入后就会被感染。

2. 消化道传染病

（1）细菌性痢疾。细菌性痢疾简称菌痢，是由痢疾杆菌引起的肠道传染病。常见症状为发冷、发热、腹痛、腹泻、排粘液脓血样大便等。中毒型菌痢起病急骤，突然高热、反复惊厥、嗜睡、昏迷、迅速发生循环系统衰竭和呼吸衰竭，病情凶险。菌痢为我国的常见病、多发病。夏秋是该病的高发季节。

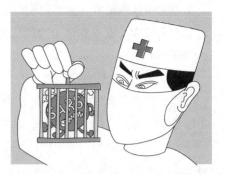

图 42.2　2003 年我国成功控制 SARS 疫情

传染源包括患者和带菌者。痢疾杆菌随粪便排出，通过污染手、食品、水源或由苍蝇、蟑螂等虫媒进行传播，最终均经口入消化道使人患病。儿童患该病居多数，与不良卫生习惯有关。

（2）病毒性肝炎。病毒性肝炎是由多种肝炎病毒引起的，以肝脏炎症和病变坏死为主的一组传染病。主要症状为疲乏、食欲减退、肝肿大、肝功能异常。病毒性肝炎传染性强，传播途径复杂，传播范围很广。其中以甲、乙型肝炎感染率较高。

甲型肝炎的主要传染源是急性和隐性患者，主要经粪—口途径进行传播。乙型肝炎的传播途径包括：①输血及血制品以及使用污染的注射器或针刺等；②母婴传播；③生活上的密切接触；④性接触传播。人们对于各型肝炎普遍易感，各种年龄阶段均可发病。

（3）霍乱。霍乱是由霍乱弧菌所引起的一种急性腹泻疾病。临床表现为剧烈无痛性泻吐，米泔样大便，严重脱水，肌肉痛性痉挛及周围循环衰竭甚至死亡。病发高峰期在夏季。最常见的感染原因是饮用过被病人粪便污染过的水。

3. 其他传染病

（1）狂犬病。狂犬病即疯狗症，又称恐水症，是一种侵害中枢神经系统的急性病毒性传染病。所有温血动物包括人类，都可能被感染。狂犬病多由染病的动物，如狗、猫等咬人而得，在动物唾液里的病毒从咬破的伤口进入人体内致病。狂犬病的患者听到流水声，受到音响、吹风和亮光等刺激时，会使吞咽肌和呼吸肌发生痉挛，引起吞咽和呼吸困难，最后发病导致死亡。

图 42.3 所示为被狗咬伤后的处理方法。

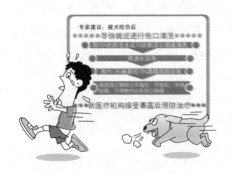

图 42.3　被狗咬伤后的处理方法

（2）性传播疾病。性传播疾病简称性病，是指主要通过性接触而传染的，具有明显生殖器损害症状的全身性疾病。包括梅毒、淋病、软下疳和性病性淋病肉芽肿等种类。性传播疾病不仅给患者造成不同程度的身体损伤，同时带来精神痛苦，还给配偶、子女、家庭带来不幸，无疑地会给社会和国家造成严重损失。

（3）艾滋病。即获得性免疫缺陷综合症，是由人类免疫缺陷病毒（HIV）所引起的致死性传染病。艾滋病主要通过性行为、血液、共用针具和母婴传播等途径传播病毒。

艾滋病病毒感染者从感染初期算起，要经过数年，甚至长达10年或更长的潜伏期后才会发展成艾滋病病人。艾滋病病人因抵抗能力极度下降会出现多种感染，如带状疱疹、口腔霉菌感染，特殊病原微生物引起的肠炎、肺炎、脑炎，念珠菌，肺囊虫等多种病原体引起的严重感染等，后期常常发生恶性肿瘤，直至因长期消耗，全身衰竭而死亡。

艾滋病在世界范围内的传播越来越迅猛，严重威胁着人类的健康和社会的发展。估计每天约有16 000人受到感染，每年因艾滋病而死亡的人数已超过300万。因此，艾滋病又被称为"世纪杀手"和"超级癌症"。

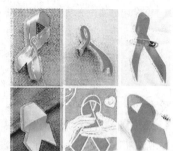
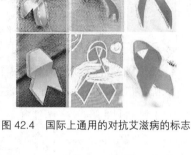

图42.4所示为国际上通用的对抗艾滋病的标志。

图 42.4 国际上通用的对抗艾滋病的标志

三、传染病的预防措施

1. 控制传染源

保持学生宿舍、教室环境的整洁卫生；定期对校园食堂卫生进行检查，对制作饮食的相关人员进行带菌检查；注意师生的身体状况，如发现传染病病毒携带者，应及时进行隔离和治疗，防止交叉感染。

2. 切断传播途径

根据传染病的不同传播途径，可采取不同的防控措施。

（1）预防呼吸道传染病，应做到经常开窗通风，保持室内空气新鲜。在春秋两季流行性疾病多发时期，可对校园内人群集中场所喷洒消毒水，以减少病菌滋生。不随地吐痰，打喷嚏时应用手绢捂住口鼻，防止病菌传播。与呼吸道传染病人接触时需带口罩。病人用过的手帕、衣物、被褥、餐具等物应煮沸消毒或在太阳下暴晒2小时以上。

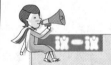
如何预防传染病的发生？

（2）预防消化道传染病，把好"病从口入"这一关，饭前便后要洗手，不喝生水，不生吃未洗净的瓜果蔬菜，凉拌食物要确保不被苍蝇叮染，多食用大蒜和食醋。对吐泻物进行及时处理。

（3）用药物杀灭蚊虫、苍蝇和蟑螂，在宿舍里安装防虫、鼠设备，能有效控制虫媒传染病的流行。

（4）珍爱生命，远离毒品。谨慎使用血液及血液类制品。

（5）按照规定接受传染病的预防接种，提高自身免疫力。

图42.5所示中洗手、通风是有效预防传染病的措施。

3. 养成文明健康的生活习惯

（1）讲究个人清洁卫生，勤洗手、勤洗澡、勤换内衣。

（2）多喝白开水，保证科学合理的膳食，不偏食，不吃不洁净的食物，不吃野生动物。

（3）注意休息，坚持进行体育锻炼，促进人体新陈代谢，增强体质和抗病力（见图42.6）。

（4）洁身自爱，不看黄色和暴力的书籍、视频，不在婚前发生性行为。

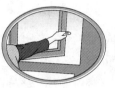 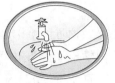

图 42.5 预防传染病的措施

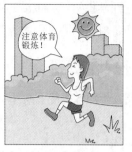

图 42.6 参加体育锻炼，增强体质

 测一测

1. 呼吸道传染病的传播途径有哪些？如何预防呼吸道传染病？

2. 你知道哪些消化道传染病？如何进行预防？

第四十三课 防盗、防抢、防诈、防暴力侵害

案例故事

职校宿舍内的黑影

一个闷热的夏夜，某职校男生宿舍 301 的房门敞开着。

大约在凌晨 4 点半，一个黑影迅速窜进了 301 房，先是在书桌上乱摸，似乎摸到了什么东西，就往口袋里揣。这时，睡在下铺的学生谢某正在听收音机，他看到一个黑影正在宿舍里移动。

谢某屏住呼吸，仔细地看，看见这个黑影正把同宿舍学生张某桌上的东西往身上揣，谢某一惊，心想："是小偷？他什么时候进来的？"接着又一想："这小偷敢到宿舍里面来偷东西，一定带了刀具，现在喊叫，弄不好是很危险的。先不惊动他。"于是，谢某假装睡觉。大约过了 5 分钟，那个黑影溜走了。

谢某立即喊醒其他同学清点物品，果不其然发现同学张某的钱包被盗，内有现金、学生证、身份证等物品；同学杨某放在抽屉里的随身听和饭卡等物也不见了。这次 301 宿舍被盗物品总价值 1600 多元。

校园是同学们学习、生活的主要场所，也是各类治安案件频发的地带。掌握必要的安全常识和防范技巧，对保障同学们的人身及财产安全将起到积极作用。

一、校园防盗

在校园发生的各类侵害案件中，盗窃案占多数。预防和打击校园盗窃案件，不仅是公安机关和学校保卫部门的重要任务，也是每位学生应尽的责任和义务。因此，我们应了解校园盗窃案件的基本情况、规律和特点，提高防范意识，掌握防盗常识和应对策略，保证大家的财产安全。

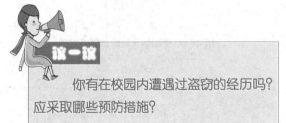
你有在校园内遭遇过盗窃的经历吗？应采取哪些预防措施？

1. 校园盗窃案的特点

（1）作案时间。

① 教职工上班、学生上课和晚自习等时间。在这些时间段里多数师生员工都不在宿舍，正是作案分子潜入师生宿舍作案的机会（见图43.1）。

② 课间操或校内举办各种大型活动时，如运动会等。在这期间，教室内人很少，有时同学们又疏忽了关闭教室门窗，给作案者以可趁之机。

③ 新生入校期间。新生刚到学校，对校内环境和人员都比较陌生，这是防范意识最为薄弱，作案分子往往利用串门假装找人等幌子，施展手段疯狂作案。

（2）作案地点。多发生在师生宿舍、教室及有贵重设备的实验室等场所。

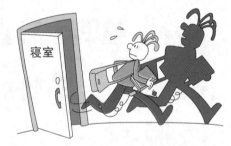
图 43.1　潜入学生宿舍盗窃

（3）作案人员。在学校盗窃案中，校内人员占大多数。作案人主要是熟悉校内环境的品行不端的学生，也有来校务工者、学校周围的无业人员和校外学生。

（4）作案方式。

① 顺手牵羊。作案人本无盗窃的意图，偶然发现宿舍无人，对放在桌上、床上等处的现金、校园卡等贵重物品临时起意，信手拈来，迅速离开。由于作案人本无盗窃的预谋，也就谈不上选择行窃方式。盗窃的成功完全是宿舍同学防范意识薄弱、疏忽大意造成的。

② 溜门窜户。作案人的作案地点不确定，以找人、推销为名，发现房门未锁，宿舍无人，便趁机入室行窃。

③ 翻窗入室。作案人翻越未装防盗网的宿舍窗户或爬越走廊窗户入室行窃。窃得财物后，常常堂而皇之地从大门离去。作案人之所以选择这种行窃方式，主要因为一些学生宿舍的防范设施客观上存在问题，应及时改进。

④ 撬门别锁。作案人利用金属撬棍，插入门缝，将暗锁撬开，或者直接将明锁别开入室行窃。作案人入室能力很强，但必须携带作案工具，易被人发现，风险较大。作案人之所以选择这种行窃方式，往往是已经掌握盗窃目标的情况，目标指向明确，志在必得。

⑤ 偷配钥匙。作案人用同学随手乱扔的钥匙，秘密配置相同的门钥匙或橱柜钥匙，伺机作

案行窃。有的甚至直接用同学的钥匙打开橱柜，窃得财物。由于被盗同学不良的生活习惯，给作案人可乘之机。

2. 防盗措施

（1）宿舍防盗。

① 严格宿舍楼管理制度。值班人员要加强责任心，对外来人员要有登记，防止不法分子混入宿舍。

② 同学们应妥善保管好贵重物品。将贵重物品锁入小柜，或随身携带，室内无人时要锁门、关窗。

③ 现金存入学校银行，存折加密。存折、身份证等要分开存放，不要将密码告知他人。

④ 严格落实《学生宿舍管理规定》等相关规定，不随意留宿他人，对外来人员要提高警惕、加强防范。

⑤ 同学之间团结互助。发现异常情况，及时向有关部门报告。

（2）教室防盗。

① 不要随意将随身听、复读机、MP3播放器等贵重物品及现金放在教室，课间休息随身携带，以防被盗。

② 放学后将书包背回宿舍，不要图方便放于教室内，以防物品丢失。

③ 最后一个离开教室的同学应注意关好门窗，以防盗贼趁机而入。

（3）自行车防盗。

自行车停放在学校指定区域，并要及时上锁，购买正规厂家生产的车锁，防止被人轻易地撬锁盗车。

3. 失窃后应采取的做法

（1）一旦发现盗窃现场，要保持头脑冷静。迅速回忆刚才是否见到过可疑人员。如果有，马上追赶。时间允许的话，最好叫上同学，以便寻找和围堵嫌疑人。

（2）保护好盗窃现场，切忌翻动现场物品，查看损失情况。现场保护对公安人员进行现场勘察和案件侦破工作有重要意义。

（3）配合公安部门开展调查和取证工作。发现线索，主动向有关部门汇报。

二、校园防抢劫

抢劫是指以非法占有为目的，对他人当场使用暴力、胁迫或者其他方法，迫使其立即交出财物或将财物抢走的行为。较为常见的暴力抢劫方式有殴打、捆绑、禁闭等，也有的犯罪人使用药物麻醉等手段致使被害人不知反抗或不能反抗，从而夺取财物。这类犯罪行为容易转化为凶杀、伤害、强奸等恶性案件，比盗窃罪更具有社会危害性。

1. 校园抢劫案的多发时间和场所

作案者一般会根据校园内师生作息时间规律，趁着天色昏暗、深夜、师生休息或校园内行人稀少的时候实施抢劫。

校园抢劫案件多发生于校园内比较僻静的小路、树林里、小山上、教学楼或宿舍区的某些角落，或者是夜间没有路灯的人行道。还有些针对学生的抢劫案也会发生在学校附近，学生们放学回家和返校的必经之路上。

抢劫的对象多为单身行走的学生，其中女生和身体单薄者尤其容易成为犯罪者侵害的目标。

作案人员一般为中职学校内道德行为有过种种劣迹的学生、学校附近不良小青年或因生活窘迫而挺而走险的社会人员。

2. 预防措施

（1）加强防范意识，不要携带贵重物品和过多的现金外出，不要随便在校内外公共场所显露自己的财物。

（2）不要随便在同学和外人面前谈论自己的家庭经济情况，更不要炫耀自己的家境和财富。

（3）不要随便和社会上的陌生人交往，不要和不熟悉的人到偏僻的地方去。

（4）不要独自到校内外行人稀少、阴暗、偏僻的地方去，夜间走路时应尽量选择人多和有路灯的道路。

（5）放学后应和同学结伴回家，独自回家时应留意是否有人或可疑车辆尾随，想办法及时摆脱或向警察求救。

（6）尽量避免独自外出，尤其是去自己不熟悉的地方，避免深夜滞留在外不归或晚归。如确实有事需外出，应将目的地和返回时间等详细信息提前告知老师或同学。

（7）外出时提包应贴身紧固，最好交叉背挎（见图43.2）。在行走时不要长时间打手机。

（8）单身行走时不要显露过于胆怯的神情。

3. 遭遇抢劫的应对策略

（1）一旦遭遇抢劫，首先要保持镇定，克服恐惧心理，冷静应对突发情况。

（2）遭到抢劫时，如果看到周围有行人，特别是有警察和军人时，一定要及时呼救，并迅速跑向人多的场所。

（3）在双手没有被制的情况下，请马上拨打"110"电话报警，说清楚事发具体地点，警察会在最短的时间内赶到现场（见图43.3）。

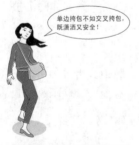

图 43.2　预防抢劫的措施

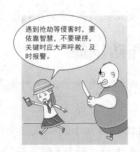

图 43.3　遭遇抢劫应及时报警

（4）若抢劫者是你的同学或认识的人，要敢于义正词严地指出他们这样做是违法行为，并向老师或公安机关报告。如果一味地胆小妥协，则只会助长作案者的嚣张气焰，将来你和其他同学都有可能成为他们再次攻击的目标。

（5）若作案者只有一人，且未带凶器，可尝试与之周旋，分散其注意力，伺机逃离现场。

（6）可利用有利地形和利用身边的自卫武器与作案人形成僵持局面，使作案人短时间内无法近身，以便对作案者造成心理压力并为自己引来援救者。

（7）若多人同时对你实施抢劫，且带有凶器，请慎重采取对策，不要随便逃离，以免受到伤害，更不要硬碰硬和作案者打斗，可将随身携带的钱物交给抢劫者。

（8）采用间接反抗法，趁其不注意时在作案人身上留下诸如墨迹、泥土、血迹等记号，或在其口袋里装点有标记的小物件。当作案人在抢劫得逞后逃跑时，应注意其逃跑的路线，记下作案者的车牌号码。

（9）注意观察作案者，尽量准确地记下其外貌和语言行为等特征。

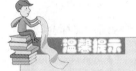

温馨提示

当遇到抢劫等侵害时，要依靠智慧，不要硬拼，关键时应大声呼救及时报警。

三、校园防诈骗

诈骗是指以非法占有为目的，采取假冒、伪造等欺骗手段，用虚构事实或者隐瞒真相的方法骗取公私财物的行为。诈骗分子利用中学生涉世不深、容易相信他人的特点及某些同学爱贪图小便宜的心理在中职校园内行骗，给同学们造成财产损失和心理伤害。希望大家提高警惕，增强对不法分子诈骗手段的识别能力，防止上当受骗。

议一议

校园诈骗的作案者通常会采用哪些欺诈手段骗取财物？

1. 校园诈骗案常见手段

（1）利用攻心战术实施诈骗。不法分子常伪装成学校学生或扮演不同身份的人物，利用中学生的单纯、善良、有同情心的特点，花言巧语使同学们对其身份和遭遇深信不疑，进而施展各种骗术以骗取财物。

（2）利用电话、手机等通信设备实施诈骗。不法分子利用打电话或群发信息等方式，编造各种身份和理由骗取事主的身份证号、银行卡号、密码等信息，或直接要求汇款、转账以诈骗钱财。尤其是短信诈骗覆盖率最广，绝大多数手机用户都收到过诈骗短信。

（3）利用网络信息实施诈骗。不法分子利用网络（如QQ聊天工具、网站论坛等）发布虚假信息，比如捏造事主中奖等事件（见图43.4），让事主把领奖税金汇到指定账号等，以此诈取钱财。还有一些别有用心的人，利用花季少男少女期盼爱情的心理，采用网上聊天等方式甜言蜜语获取芳心，达到骗财骗色的目的。

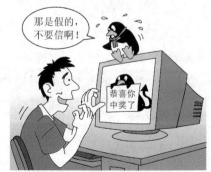

图43.4 警惕网络诈骗

（4）利用招聘广告实施诈骗。不法分子利用中职学生希望锻炼自己社会能力，减轻家庭负担的心理，用招聘的名义对学生设置种种骗局，骗取押金、介绍费等。

2. 防范诈骗的措施

（1）提高防范意识，学会自我保护。社会环境复杂多变，同学们应增强法制意识，掌握防范知识。在生活中，要做到不贪图便宜，不谋不义之财。在助人为乐的同时要提高警惕，对陌生人不可轻信，预防上当受骗。

（2）不要将个人有效证件借给他人，以防冒用。不能将个人重要信息资料（如银行卡密码、身份证号等）随便告诉他人。

（3）不能轻信短信和网络信息，对于校园广告中的招聘信息也应多方求证，分辨真伪。

（4）交友应谨慎，避免以感情代替理智。结交朋友应择其善者而从之，特别是与社会的青年交往要特别小心，善于观察，不能言听计从，任其摆布。

（5）同学之间要相互沟通，彼此帮助，增强同学间的信任感和安全感。

（6）服从校园管理，遵守校纪校规。一旦发现可疑情形，应及时向老师或保卫处（派出所）报告。

四、防校园暴力侵害

校园暴力侵害是指发生在校园或主要发生在校园中，由同学或校内外其他人员针对学生身体和精神所实施的造成某种伤害的侵害行为。校园暴力给学生造成的危害远不止身体的创伤，更严重的是会造成青少年心灵的扭曲，影响人格的发展。我们应对此现象给予特别的关注，积极培养健康的心理，避免和防范人身伤害。

1. 校园暴力侵害的类型

（1）肢体侵害：以拳打脚踢、掌掴拍打、推撞绊倒、拉扯头发或以钝器袭击等暴力手段对受害人进行重复的物理攻击。

（2）言语侵害：以辱骂、讥笑、威胁恐吓等方式对当事人施加精神压力。

（3）关系霸凌：排挤弱势同学，散播不实谣言和中伤他人。

（4）性侵害：言语挑衅、动手动脚，受害严重者直接遭受性暴力侵犯，甚至被杀害。

（5）反击型侵害：受虐后的反击行为，有些是针对欺负他的人实施"报复"，有些是以暴力欺负比他更弱势的同学。

2. 易遭受暴力侵害的学生类型

（1）性格内向、胆小、怕事者。

（2）不受同学重视，形单影只，在群体中被"边缘化"者。

（3）缺乏与朋辈相处的社交技巧或有不良行为习惯，容易引起同学的反感和不满者。

（4）有身体或智力障碍者。

（5）口头表达能力不佳者。

（6）性格或行为上有异于他人者。

3. 防范校园暴力的措施

（1）培养非暴力情感。在生活中应保持平和的心态，不争强好胜，学会宽容和体谅他人。

当同学之间发生矛盾时，应及时劝解。

（2）不做逆来顺受的学生。遭遇暴力侵害时应敢于义正词严的斥责和说服对方，打消施暴者的嚣张气焰。

（3）加强法制学习，遵守校园规章制度，不在校园内拉帮结派，不破坏学校公共秩序。

（4）不酗酒、不赌博，不沾染社会的不良习气。

（5）注意语言文明，避免因为语言粗鲁而发生冲突。

（6）女生应洁身自好，不穿暴露的服装，不轻浮，不放纵。

（7）若遭受侵害，应及时告知家长和老师，必要时可选择报警。不能采取"以暴制暴"的方式进行反抗，应理智地对待事件，寻求正确的解决途径。

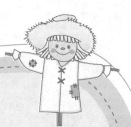

案例分析

● 案情

2009 年的一天晚上，某职业学校女学生张某，在独自走在校园一处僻静的小道时，遭遇了歹徒的袭击。据张某事先回忆，当时这名歹徒从其背后袭击，一手捂住其嘴巴，一手抱住其腰部，并威胁她"把钱拿出来！不许出声，否则要你的命"。这一突如其来的情况使张某感到惊恐万分，她本能地喊道"救命！救命！"歹徒再次威胁"你再叫，我就捅死你"。随即，张某又大叫了一声，同时感到腰部有被刺的剧痛，歹徒即往反方向逃窜。张某边喊"抓坏蛋"边追，当发现腰部流血时，她便往学校大门方向走，途中遇到两名男同学，二人将其送往附近的医院治疗。经初步诊断，张某腰部被刺伤，刀口深 2～3 厘米，宽 1 厘米。

● 问题

如果你是这起案件的当事人张某，你应采取什么措施避免受到人身伤害。

● 分析

应采取的措施如下。

（1）应注意夜晚在校内独自行走时避开阴暗或行人稀少的道路，提高警惕。

（2）如果一旦遭受袭击，则应努力使自己冷静下来，克服恐惧心理。

（3）当发现周围无人，歹徒将自己制住并携带有凶器时，切勿喊叫或做无效挣扎，以免受到进一步的伤害。

（4）可将钱物交给歹徒，确保自己人身安全。

（5）注意观察歹徒外形、言语和行为特征。

（6）在歹徒逃跑时及时拨打"110"报警。

（1）分组讨论：

① 如何预防校园盗窃？

② 遭遇抢劫时，应如何保护自己和财产安全？

③ 如何防范校园诈骗？

④ 如何防止校园暴力侵害案件的发生？

（2）角色扮演：由教师设计几种校园案件情境，请同学们演示在遭遇危急事件时应采取哪些正确的应对措施。

第四十四课　交通安全

案例故事

车轮下的花朵

1998 年，某市共发生涉及中小学生上下学的交通事故 242 起，死亡 36 人，致伤 181 人，平均每天就有一起交通事故发生。

1998 年 6 月 18 日，14 岁的中职生小曹与同学们结伴上学，他们下了公交车后从车前绕过，高喊着"冲刺"向校门奔去。正巧一辆满载 12 吨石子的大货车快速驶来，当发现学生时，司机已来不及刹车了。货车将小曹撞倒并碾在车轮下，血肉模糊，现场惨烈。小曹的母亲听闻噩耗悲痛万分，当场晕死过去。

2009 年，全球死于交通事故的人数达 50 万人，其中中小学生占了 10 万多。我国交通事故死亡人数排世界第一，每年交通事故死亡人数都在 10 万多人，平均每天死亡达 300 人，这真是一个比战争还要无情，还残酷的数字！一人安全，全家幸福；生命至上，安全为天。在交通安全的问题上，来不得半点麻痹和侥幸。我们必须要防范在先、警惕在前，合于规，慎于行，防止各类交通事故的发生。

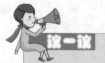

你了解哪些关于交通安全的基本知识？

一、交通安全常识

1. 交通安全基本原则

（1）遵守法规的原则。我国境内的车辆驾驶人、行人、乘车人以及与道路交通活动有关的单位和个人，都必须遵守《中华人民共和国道路交通安全法》。

（2）靠右行驶的原则。我国机动车、非机动车实行右侧通行。

（3）服从指挥和确保安全、畅通的原则。车辆、行人应当按照交通信号通行；遇交通警察现场指挥时，应当按照交警的指挥通行；在没有交通信号的道路上，应当在确保安全、畅通的原则下通行。

（4）各行其道的原则。人车各行其道，各类车辆按照特定的道路行驶。

2. 道路交通标志

道路交通标志是用图形符号和文字传递特定信息，用以管理交通、指示行车方向以保证道路畅通与行车安全的设施。适用于公路、城市道路以及一切专用公路，具有法令性质，车辆、行人都必须遵守。

道路交通标志分为以下 4 类。

（1）警告标志。警告标志是警告车辆、行人注意危险地点的标志。颜色为黄底、黑边、黑图案，形状为等边三角形，顶角朝上，如图 44.1 所示。

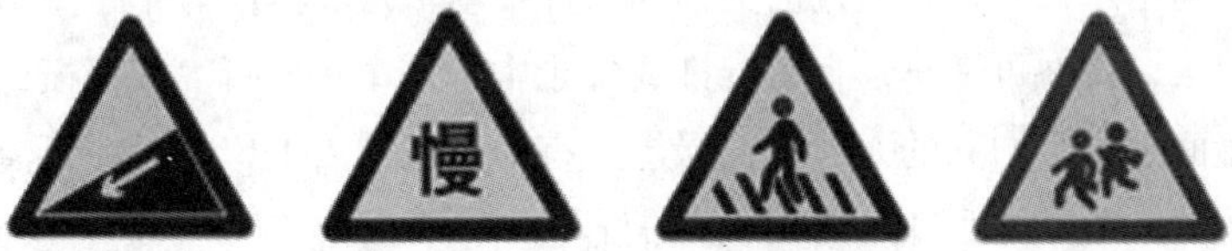

下陡坡　　　　　　慢行　　　　　注意行人　　　　　注意儿童

图 44.1　警告标志

（2）禁令标志。禁令标志是禁止车辆、行人交通行为的标志。颜色为白底、红圈、红杠、黑图案，图案压杠。其中解除禁止超车、解除限制速度标志为白底、黑圈、黑杠、黑图案，图案压杠。形状为圆形，让路标志为顶角向下的等边三角形，如图 44.2 所示。

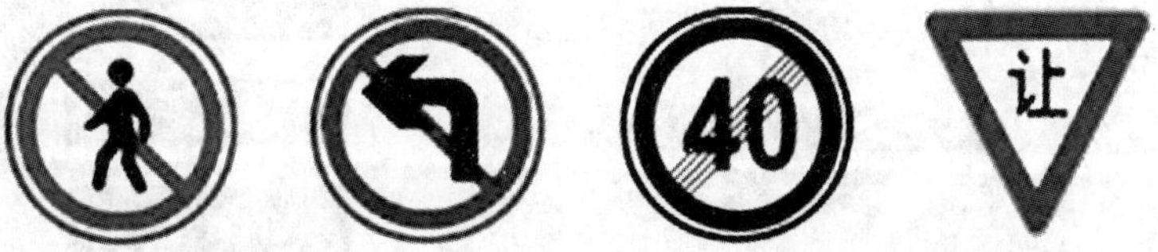

禁止行人通行　　　禁止向左转弯　　　解除限制速度　　　减速让行

图 44.2　禁令标志

（3）指示标志。指示标志是指示车辆、行人行进的标志。颜色为蓝底、白图案。形状为圆形、长方形和正方形。多用于城市道路和高等级公路，如图 44.3 所示。

（4）指路标志。指路标志是传递道路方向、地点、距离等信息的标志。指路标志的颜色除里程碑、百米桩、公路界碑外，一般为蓝底、白图案。形状除地点识别标志外，均为长方形和正方形，如图 44.4 所示。

直行　　步行　　人行横道　允许掉头

图 44.3　指示标志　　　　　　　　　　图 44.4　指路标志

3. 交通信号灯

交通信号灯是交通信号中的重要组成部分，是加强道路交通管理、减少交通事故发生，提高道路使用效率，改善交通状况的一种重要工具。适用于十字、丁字等交叉路口，指导车辆和行人安全有序地通行，如图 44.5 所示。

交通信号灯由红灯、绿灯和黄灯组成。红灯亮时，不准车辆、行人通行，车辆应停在线以外。绿灯亮时，准许车辆、行人通行，但转弯的车辆不准妨碍直行的车辆和被放行的行人通行。黄灯亮时，不准车辆、行人通行，但已越过停止线的车辆和已进入人行道的行人，可以继续通行。

交通信号灯还包括以下 4 种：黄色闪光警告信号灯，提示车辆、行人通行时应注意瞭望，确认安全后通过。方向指示信号灯，通过箭头指向指挥机动车行驶方向。车道灯信号，由绿色箭头灯和红色叉形灯组成，设在可变车道上，准许或禁止本车道车辆通行。人行横道灯，由红、绿两色灯组成，红灯镜面上有个站立的人形象，绿灯上有个行走的人形象，设在人流较多的重要交叉路口的人行横道两端。图 44.6 所示为各类交通信号灯。

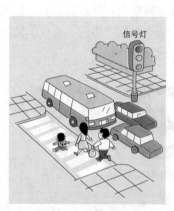

图 44.5　交通信号灯

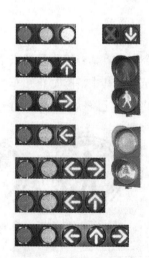

图 44.6　各类交通信号灯

4. 道路交通标线

道路交通标线是由标划于路面上的各种线条、箭头、文字、立面标记、突起路标和轮廓等所构成的交通安全设施。用于管制和引导交通，如图 44.7 所示。

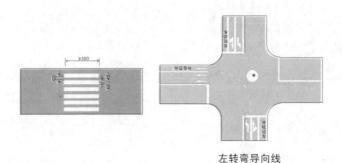

左转弯导向线

图 44.7　道路交通标线

二、交通安全事故的预防措施

1. 行路安全

（1）在道路上行走应走在人行道上，没有人行道时要靠路边走；群体行进时应列队前进，横排不要超过两人。

（2）过马路时，必须走人行横道、人行过街天桥或地下通道。可佩带明显标志，如小黄帽等。列队横过车行道时，须从人行横道迅速通过，没有人行横道的，须直行迅速通过。队伍过长时，应分段通过。

（3）不要在车辆驶近时突然横穿马路。不能横穿画有中心实线的车行道。

（4）行路时要注意各种交通信号指示，注意路口红绿灯、人行横道信号灯和车辆转向灯的变化。

（5）不要在车行道、桥梁、隧道和交通安全设施等处逗留、打闹嬉戏。不在道路上抛物击车、追车、扒车、散发广告传单等进行妨碍交通的活动。

（6）不要穿越、攀登或跨越隔离设施。

图 44.8 中展示了行路安全的注意事项。

2. 骑车安全

（1）不满 12 周岁的少年儿童不能在路上骑车。

（2）不能骑没有刹车装置或装置不灵的自行车上路。

（3）应在非机动车道行驶，不要在人行道和机动车道上骑车。在混行道上行驶应靠右手边。不能逆行。

（4）不在车行道和行人很多的道路上学骑自行车。

（5）如遇较大陡坡或横穿机动车道时应下车推车行走。遇雨、雾、雪等恶劣天气要慢速行驶，路面结冰时应推车慢行。

（6）不要手中持物骑车。骑车时双手不能离把。不要两人共骑一辆车、多辆车竞驶或并驶。

（7）转弯时要提前减速慢行，向后瞭望，伸手示意，不要突然猛拐，如图 44.9 所示。

（8）超越前方自行车时，速度不要过猛，不要与其靠太近，不得妨碍被超车辆的正常行驶。

（9）骑车时不要相互追逐打闹。

（10）不要紧随机动车后面行驶。

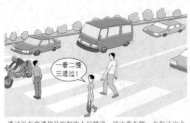

通过没有交通信号控制的人行横道，须注意车辆，在保证安全的前提下，直行通过，不准追逐、猛跑。

图44.8 行路安全的注意事项

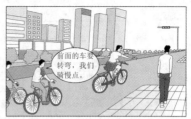

骑自行车转弯前须减速慢行、向后了望、伸手示意，不准突然猛拐。

图44.9 骑车时应注意安全

3. 乘车安全

（1）学校组织学生集体活动时，取得与交通管理部门的联系，并在他们的指导下确认驾驶人员的驾驶资格，选择有交管部门认可的有准运资格的性能优良的客运车。

（2）发现驾驶人员患有妨碍行车安全的疾病、过度疲劳、无驾驶证或饮酒的情况，不要乘坐该车，并及时报告。

（3）不乘坐不具备载客准运资格或有明显质量问题的车辆，并及时报告相关部门。

（4）不乘坐超载车辆。

（5）应在车站台上或指定地点依次候车，切勿在机动车道上等候车辆或招呼出租车。

（6）车到站时，待车停稳后，按顺序先下后上。不携带易燃易爆危险品上车。

（7）上车后，应找座位坐好或抓好车内扶手站稳。乘坐小型客车，坐前排时要系好安全带。不要乘坐货车或拖拉机。乘坐摩托车应戴好头盔，在驾驶员身后两腿分开跨坐，不能侧坐或倒坐。

（8）车辆行驶过程中，不要与驾驶员闲谈或妨碍驾驶员操作。不得随意开启车门车厢，不将身体的任何部位伸出车外。不向车外抛投物品，不在车内随意走动、打闹。

（9）车到站后，等车停稳再下车。下车时不能拥挤。在车行道上应从机动车右侧下车。

（10）下车后需横穿车行道时，应在确定没有车辆经过时方可穿行。应从下车车辆的尾部穿行，切不可从车头部贸然通过。

三、交通事故的处理与自救

1. 交通事故的处理

（1）一旦发生交通事故，应及时拨打"110"向公安部门报案。报案时应讲明事故发生时间、地点、肇事车辆和现场情况。

（2）交通事故中若有人员伤亡，应立即拨打"120"急救电话获得援救。如遇现场发生火灾，还应拨打"119"火警电话向消防部门报警。

（3）应保护好现场，以便交警进行事故处理。

（4）如遇肇事人逃跑的情况，应设法控制或记录下肇事车牌号。

2. 交通事故的自救

（1）车内起火。应尽快离开车体。若因车辆碰撞变形、车门无法打开时，可从车窗处脱身或使用车内安全锤砸破车窗逃生（见图44.10）。如人身上已经着火，应采取就地打滚的方式灭火。

没受伤的人员要尽快用车内灭火器、衣物或篷布蒙盖灭火，但切忌用水扑救。

（2）迎面碰撞。最易受伤的是司机和前排乘客。乘车人不要睡觉，注意观察行驶情况。遇到紧急情况时，要先保护头部。

（3）车辆翻车。所有乘客应迅速趴到座椅上，抓住车内的固定物，使身体夹在座椅中，稳住身体，避免身体在车内滚动而受伤。翻车时，不可顺着翻车的方向跳车，防止被车体挤压，应向车辆翻转的相反方向跳跃。若在车站感到将被抛出车外时，应在被抛出车外的瞬间，猛蹬双腿，增加向外抛的力量，以增大离开危险区的距离。落地时，应双手抱头顺势滚开或跑开一段距离，避免遭到二次伤害。

（4）车辆落水。汽车翻进河里，若水较浅，未淹没车身时，待车稳定后设法从安全的出口离开（见图44.11）。若水较深时，先不要急于打开车门和车窗玻璃，应首先将头部保持在水面上，迅速用力推开车门或玻璃，同时深吸一口气，游离汽车，尽快浮出水面。

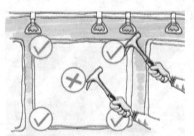

使用安全锤时，应使用锤体尖头一侧锤打玻璃，而且要锤打每块玻璃的四个角落，而不要锤打玻璃的中部位置。

图44.10 车内安全锤的使用方法

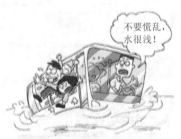

车辆落入浅水时，在车辆停稳后乘客可迅速击碎车窗玻璃逃生。

图44.11 车辆落水时切勿慌乱

3. 交通事故现场的急救措施

（1）初步检查、判断伤者的伤情。首先要检查伤员的脉搏心跳和呼吸。若伤者脉搏细而快、面色苍白、呼吸浅而快，或脉搏慢而洪大。呼吸慢而深都是危险信号，应火速送往就近医院治疗。其次检查伤员的神志、意识是否清醒。若伤者一直昏迷或呈现昏迷、清醒、再昏迷状态，还伴有剧烈呕吐，说明脑损伤比较严重。

（2）按照"先救命、后救伤"的原则。如果伤员大出血，应先止血，解除呼吸道阻塞，以防休克。如伤员的呼吸和心跳停止，应立即进行人工呼吸和心脏按压。对于意识丧失者，应及时清除他们口中、鼻中的泥土、呕吐物，将其以侧卧位或俯卧位放置，以防窒息。对于四肢骨折者，可就地取材，用木棍、布条等将骨折肢体固定。

（3）搬动伤员方法要得当，防止造成"二次损伤"。

（4）尽快送医院救治。

测一测

（1）小组讨论：在校内外行走、骑车和乘车时，我们经常会发现哪些不文明、不遵守交通法规的行为？会导致什么样的后果？应如何改正？

（2）角色扮演：模拟交通事故发生现场进行事故处理和自救。

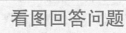

学以致用　　看图回答问题

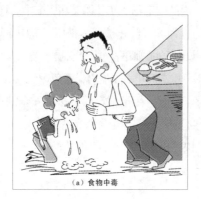

（a）食物中毒

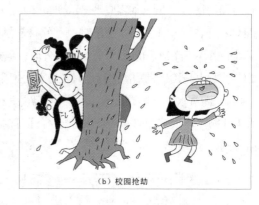

（b）校园抢劫

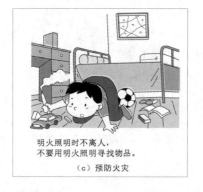

明火照明时不离人，
不要用明火照明寻找物品。

（c）预防火灾

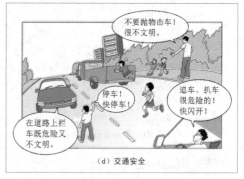

（d）交通安全

问题：

（1）如果你或你的同学因食物中毒而引起呕吐腹泻（见（a）图），应采取什么措施缓解中毒症状？

（2）（b）图中的女生在校园内遭遇抢劫，如果你是当事人，应采取哪些正确的方式保护自己生命与财产安全？

（3）（c）图中的男生的行为是否妥当，会引起什么后果？

（4）指出（d）图中有哪些错误行为可能导致道路安全事故？

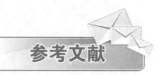

参考文献

［1］胡广霞，窦培谦．新工人三级安全读本 [M]．中国劳动社会保障出版社，2009．

［2］孟燕华．职业安全卫生法律基础与实践 [M]．中国劳动社会保障出版社，2007．

［3］天向互动教育中心．工作安全与职业健康 [M]．中央广播电视大学出版社，2007．

［4］江志荣．作业场所职业安全与健康促进知识读本 [M]．中国环境科学出版社，

［5］张荣．职业安全教育 [M]．化学工业出版社，2009．

［6］劳动和社会保障部等．安全生产百问百答 [M]．中国劳动社会保障出版社，2007．

［7］邸妍．〈工伤保险条例〉导读及案例 [M]．中国劳动社会保障出版社，2007．

［8］（澳）杰夫·泰勒等．职业安全与健康 [M]．化学工业出版社，2008．

［9］加拿大标准协会．职业卫生与安全管理标准 [M]．2006．

［10］国际劳工组织．中小企业职业安全卫生防护手册 [M]．中国科学技术出版社，2008．

［11］蒋乃平．中职生安全教育知识读本 [M]．高等教育出版社，2008．

［12］隋明山，凌志杰主编．安全教育读本 [M]．人民邮电出版社，2010．

［13］汪大海，曹五四．中职安全教育 [M]．北京师范大学出版集团，2010．

［14］齐翠红，王志洲主编．心理健康教育 [M]．人民邮电出版社，2009．

［15］崔景贵主编．职业教育心理学导论 [M]．科学出版社，2008．

［16］汤习成主编．校园安全 [M]．中国劳动社会保障出版社，2008．

［17］中国安全信息网（www.hacker.cn）

［18］职业病网（www.zybw.net）

［19］中国安全网（www.safety.com.cn）

［20］易安网（www.esafety.com.cn）

［21］安全管理网（www.safehoo.com）

［22］中国职业安全网（www.zyaq.org）

［23］安全文化网（www.anquan.com.cn）

［24］农博网（www.aweb.com.cn）

［25］电工之家网 (www.pw0.cn)

［26］机电之家网站（www.jdzj.com/）

［27］龙西中学新闻网 http://www.lxzx.cq.cn/

［28］21 世纪网 http://www.21cbh.com/

［29］中小学安全教育与安全管理网 http://www.teacherclub.com.cn/

［30］法律快车网 http://www.lawtime.cn/

［31］搜狐网 http://www.sohu.com/

［32］百度百科 http://baike.baidu.com